实用心肺康复
操作技术

SHIYONG XINFEI KANGFU CAOZUO JISHU

戴若竹 ◎ 主编

海峡出版发行集团
THE STRAITS PUBLISHING & DISTRIBUTING GROUP | 福建科学技术出版社
FUJIAN SCIENCE & TECHNOLOGY PUBLISHING HOUSE

图书在版编目（CIP）数据

实用心肺康复操作技术 / 戴若竹主编 . —福州：福建科学技术出版社，2023.9

ISBN 978-7-5335-7013-2

Ⅰ.①实… Ⅱ.①戴… Ⅲ.①心脏血管疾病－康复医学②肺疾病－康复医学 Ⅳ.① R540.9 ② R563.09

中国国家版本馆 CIP 数据核字（2023）第 071625 号

书　　名	**实用心肺康复操作技术**	
主　　编	戴若竹	
出版发行	**福建科学技术出版社**	
社　　址	福州市东水路 76 号（邮编 350001）	
网　　址	www.fjstp.com	
经　　销	福建新华发行（集团）有限责任公司	
印　　刷	福州万紫千红印刷有限公司	
开　　本	787 毫米 ×1092 毫米　1 / 32	
印　　张	6.5	
字　　数	154 千字	
版　　次	2023 年 9 月第 1 版	
印　　次	2023 年 9 月第 1 次印刷	
书　　号	ISBN 978-7-5335-7013-2	
定　　价	58.00 元	

做好心肺预防与康复,注重实操，评估与治疗结合，全面落实五大处方,造福人民健康

胡大一 2022.2.21

胡大一教授题词

胡大一

教授，博士研究生导师。国际著名心血管病学专家，国际欧亚科学院院士，北京大学人民医院心内科主任医师，北京大学人民医院心血管病研究所所长，中国心脏联盟主席，中华医学会心血管病学分会原主任委员，中国康复医学会心血管疾病预防与康复专业委员会主任委员。

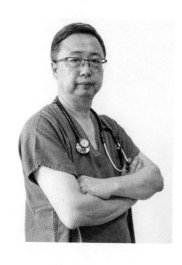

主编 戴若竹

教授，硕士研究生导师。福建医科大学附属泉州第一医院心内科主任医师，美国心肺康复学会专家会员，海峡两岸医药卫生交流协会心脏康复专业委员会副主任委员，国家卫健委全国心血管疾病管理能力评估与提升工程心脏康复项目专家委员会委员，国家卫生健康委能力建设和继续教育中心冠心病生存质量综合管理专项能力培训项目专家组成员，中国康复医学会心血管疾病预防与康复专业委员会常委，中国心脏联盟心血管疾病预防与康复专业委员会常委，中国医师协会康复医师分会心肺康复专业委员会委员、中国医药卫生事业发展基金会专家委员会委员，中国研究型医院学会心脏康复专业委员会委员，福建省康复医学会重症康复专业委员会主任委员，福建省CDQI国家标准化心脏康复中心认证评审管理委员会主任，福建省医师协会心血管医师分会副会长，福建省医学会心血管病专业委员会副主任委员，福建省康复医学会心血管病专业委员会副主任委员，福建省心血管介入治疗质控中心委员，福建省慢病（冠心病）管理中心副主任，泉州市康复医学会理事长。

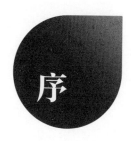

序

　　心血管疾病的预防和康复，目前已经成为心血管疾病治疗体系中的重要组成部分。对心血管疾病患者来说，心脏康复能提高他们的生活质量，能有效降低心血管病的发病率和死亡率。心脏康复是当前医学领域发展的热点，是推动医疗卫生事业可持续发展和医学模式转型的基石，是推进"以疾病为中心"向"以健康为中心"转型的支点。因此，拓宽心脏康复事业规范化及持续发展有着十分重要的意义。

　　在胡大一教授的带领下，我们国家的心脏康复事业经过 10 年的奋斗，迎来了心脏康复的春天。目前被国家标准化认证的心脏康复中心已达 346 家。戴若竹教授团队是国内较早开展心肺康复的团队，在心肺康复领域有着独到且丰富的临床经验。该书由戴若竹教授领衔，组织同科室医生、治疗师和护士共同编写而成，内容全面、观念新颖、方便携带，有较高的实用性，是一本值得阅读的临床工具书，可供心肺康复医生在实践中参考。感谢戴若竹教授团队在撰写此书过程中的付出与努力。

中国心脏联盟心血管疾病预防与康复专业委员会主任委员　　　孟晓萍
长春中医药大学附属医院心脏康复中心主任医师

2022.12

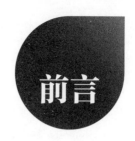

前言

　　1982 年，我国引进并开展心脏康复学工作，经过 40 多年的发展，特别是 2012 年底至今，国际著名心脏病学学者、临床教育家胡大一教授接任中国康复医学会心血管疾病预防与康复专业委员会主任委员的 10 多年来，心脏康复的普及工作获得了阶段性的成效，逐渐得到临床各界的认可和重视，中国心血管病学的发展进一步得到完善，患者因此获益颇多。心脏康复的开展不但有利于提高患者心脏功能，同时可缩短住院时间、减少住院费用、减少并发症、提高患者的生活质量，这不但对患者及其家庭有益，也为社会节省了更多的医疗资源。同时，通过推广胡大一教授总结的五大处方，冠心病的二级预防落到了实处，搭桥或支架植入后患者的复发率、再狭窄率和再住院率得以降低。因此，心脏康复是一项值得推广和普及的治疗方法。

　　改革开放 40 余年，经济得到飞速发展，许多患者已不满足于一般的临床治疗，他们在疾病得到控制的同时，也要求功能能够得到改善，能够同正常人一样享受家庭和社会生活的乐趣，这也正是我们心脏康复医学工作者努力的目标。可喜的是，自 1991 年中国康复医学会心血管病专业委员会在福州成立以来，国内的医疗单位陆续开展了以急性心肌梗死为代表的康复工作。在此基础上，中国康复医学会心血管疾病预防与康复专业委员会于 1994 年在全国第二次心血管病康复学术会议上正式公布了《中国心肌梗死康复程序参考方案》，这个星星之火自2012年之后得以燎原，现在心脏康复和二级预防的理念深入人心，胡大一教授领导的中国康复医学会心血管疾病预防与康复专业委员会和中国心脏联盟心血管疾病预防与康复专业委员会陆续制定了相应的指南和专家共识，更进一步地推动了我国心脏康复事业的规范化发展。肺康复是一种基于循证医学证据的多学科和综合性的干预措施，这几年特别是新型冠状病毒流行以来备受重视。心肺系统紧密相连，特别是重症患者往往会出现心肺等多器官的损害。心肺康复可以改善这类病人的症状和伤残程度，提高运动耐力和患者对治疗的依从性，改善患者不良情绪，提高患者生活质量，促进病人回归家庭和社会，减少住院费用，值得不断推广。

　　本书是在我国著名心脏病学专家胡大一教授的关心支持下，结合福建医科大学附属泉州第一医院心肺康复中心30余年临床经验编写而成，适合广大心肺康复医生、治疗师、护士开展心肺康复和重症康复时使用。承蒙我国著名心脏康复学专家、中国心脏联盟心血管疾病预防与康复专业委员会主任委员、长春中医药大学附属医院心脏康复中心主任孟晓萍教授及中国康复医学会心血管疾病预防与康复专业委员会副主任委员、原同济大学附属同济医院院长王乐民教授的审阅指导，感谢胡大一教授为本书题词、孟晓萍教授为本书作序！

　　由于编写时间仓促，本书错误和不足之处在所难免，恳请各位同仁予以指正，以便今后再版修改。

福建医科大学附属泉州第一医院心肺康复中心主任医师　戴若竹

2022.12

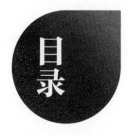

目录

第三章

运动处方 ··· 55

第四章

心血管系统疾病的物理疗法 ··················· 59

第五章
呼吸系统疾病的物理疗法 ···················· 83

第六章
常见心肺疾病及术后的物理治疗 ················· 89

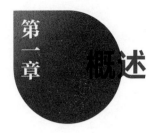

第一章 概述

第一节 心肺康复的发展及内涵

一、心脏康复的历史

现代心脏康复走过了 70 多年的历史，其临床价值在国际上已经得到了充分肯定，新时代的脚步在历史的长卷上开始留下崭新的印迹。近 50 余年来，国际上每年发表的与心脏（肺）康复相关的临床研究论文由每年数十篇骤升至每年 2000 余篇。我国心脏康复萌芽于 20 世纪 60 年代，当时主要是风湿性心脏病的体育运动锻炼，而冠状动脉粥样硬化性心脏病（简称"冠心病"）、心肌梗死的康复工作自 20 世纪 80 年代由国外引进并逐渐得到推广。在 PubMed 上检索近 50 年来以心脏康复和心肺康复为主题词的论文，发现论文数量在不断增长，而以"心脏康复"为主题词，在中国期刊全文数据库进行检索发现，我国发表的论文数量在过去的 30 年内急剧增长，说明心脏康复工作在国内日益得到重视。（见图 1-1-1~2）

心脏康复是指综合采用主动积极的身体、心理、行为和社会活动的训练与再训练，帮助患者缓解症状，改善心血管功能，在生理、心理、社会、职业和娱乐等方面达到理想状态，提高生活质量。同时

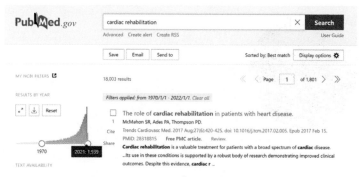

图 1-1-1　PubMed 检索"心脏康复"论文数

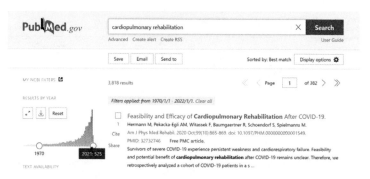

图 1-1-2　PubMed 检索"心肺康复"论文数

强调积极干预冠心病危险因素，阻止或延缓疾病的发展进程，减轻残疾和减少再次发作的危险。冠心病康复的对象涵盖了心肌梗死、心绞痛、隐性冠心病、冠状动脉分流术后和经皮冠状动脉腔内成形术后等的患者。冠心病康复措施会提高大众对冠心病风险因素的认识，从而促使尚未患冠心病的人群改变不良生活方式，达到预防疾病发生的目的。因此，从实质上来看，冠心病康复措施可扩展到尚未发病的人群。

■、肺康复的历史

肺康复也有 50 余年的历史。1974 年，美国胸科医师协会（American

college of chest physicians, ACCP）发表声明，首次对肺康复进行了官方定义，"肺康复可以定义为一种个体化的、多学科医疗实践的技术方案。该方案是对肺部疾病患者提供精准诊断、治疗、情感支持及宣教，稳定及逆转患者生理心理状态，最大程度改善其受损肺功能及整体生活质量"，强调要对呼吸道疾病患者进行个性化、多学科参与的干预。

20世纪末，肺康复在美国各地迅速发展，越来越受到重视，但肺康复的定义一直存在争议，所以美国胸科协会（American thoracic society, ATS）在1979年对肺康复进行了重新定义，提出了肺康复的2个目标分别是：①尽可能控制、缓解呼吸道受损的症状和病理生理并发症。②指导患者在力所能及的范围内最大程度完成日常生活活动。

基于不断增多的临床研究结果，2006年美国胸科协会及欧洲呼吸学会发表联合声明，"肺康复是一种治疗有症状、日常生活活动经常减少慢性呼吸系统疾病患者的循证、多学科和综合的干预措施。在这些患者中，往往有相关症状且日常活动减少的表现，肺康复计划的实施是为了通过稳定或者扭转系统性疾病的临床表现，从而达到减少症状，优化功能状态，增加社会参与度，减少卫生保健费用的目的"。

2013年，美国胸科协会及欧洲呼吸学会进一步完善了肺康复的定义，"肺康复是一个建立在患者全面的评估的基础上的综合干预方案，随后是为患者量身打造的治疗，包括但不限于运动训练、教育和行为改变，旨在改善慢性呼吸系统疾病患者的生理和心理状况，并促进对增强健康行为的长期坚持"。

肺康复虽然结合了不同的治疗方法，所有的治疗方法由不同的专业人员进行整合。因此，肺康复的效果远远超过了它各个部分的总和。

三、心肺康复的意义与现状

现代心脏（肺）康复是一门融合了心血管医学、运动医学、康复学、营养学、心理学、行为医学和预防医学的学科，形成了可量化、可执行的无创心脏病学临床实践体系。心脏康复的目的是使患者躯体、心理、社会、职业和情感尽快恢复到健康状态，降低再次发病率，降低早死风险。心脏康复不仅仅是病后康复，而且贯穿于整个心血管疾病的预防和治疗过程。在心血管疾病预防阶段，心脏康复五大处方发挥重要作用，在疾病发生之后，多种物理技术、特殊运动治疗、特殊营养治疗结合五大康复处方实现对疾病发展的控制和逆转。

20世纪50年代开始，心脏康复计划就呈现出多学科联合治疗的态势。自1964年世界卫生组织首次制定心脏康复定义以来，由于现代侵入性心脏病学、心外科和药理治疗的成就，急性冠状动脉综合征患者的治疗程序发生了根本的变化。此外，康复治疗使冠心病、心肌梗死患者的住院时间大大缩短。心脏康复是通过综合的干预措施，包括康复评估、运动训练、饮食与行为、遵医依从性等，使患者的心脏结构与功能得以改善，体力与精神得到优化，提高心脏病患者的社会参与度和生活质量，并预防心血管事件的发生。呼吸系统、循环系统在解剖学和生理学上虽然隶属不同，但功能上相互关联、密不可分，因此延伸到肺部康复，就是针对心肺疾病导致的原发性和继发性功能障碍所采取的综合措施，以期改善和提高心肺功能，使患者重返社会。采取积极的康复措施，预防心肺系统的疾病、预防残疾和预防复发也是心肺康复的重要内容。

心脏（肺）康复治疗手段中，五大康复处方是基石，但并不限于此，在临床实践中，许多心脏康复技术已经在特定疾病中展现效果，包括心脏重症和Ⅰ期心脏康复中实施的物理疗法，针对心脏病患者的呼吸肌训练技术及床上肌力训练技术等。心肺疾病是涉及循环和呼吸系统的疾病,主要包括心血管疾病及肺疾病,二者的致病因素均十分复杂,且常相互影响,难以用药物彻底治疗。长期服药不仅增加了人体的耐药性和家庭及社会的经济负担,更主要的是,既往的以药物为主要手段的被动医疗不能改善心肺功能残障的状态和由此造成的生存质量低下。开展心肺康复是改善心肺残损和残障状态的可靠途径,是提高老年心肺疾病患者活动能力和生活质量的重要手段。

由于心血管疾病的发生率高,发展过程复杂,有时还可能伴有严重的并发症,因此患者为特殊人群,而不同人群的康复治疗不尽相同。进行康复治疗的目的是要减少连续发生与缺血性心脏病、缺血性脑卒中、周围血管疾病有关的事件的频率。这些治疗特别强调从社会经济角度减少残疾和过早死亡等现象。研究表明,如果心脏病患者在发病后30d内不实施心脏康复计划,他们将面临更多的风险。快速获得心脏康复训练可以降低患者心脏病再次发作的可能性,并将他们的死亡风险降低至20%~30%。此外,正确的生活方式可以减缓或停止患者心脏病进程。心血管疾病患者综合预防程序框架内的关键部分是增加体力活动,在监护下进行体力锻炼,从而实现心功能或体力工作能力的改善,体力训练是系统化心脏康复的基本要素。需要特别强调的是,保持心脏康复效果优化的调节,为患者提供最大安全保障和个体化的康复方案,心脏康复计划在很大程度上有助于积极改变动脉硬化危险因素,其中包含多项危险因素的干预方法(二级预防),促进身体活动和体能的改善,降低下一次急性心血管疾病的发病率,促使患者重新积极参与家庭和社会生活,从而对心血管疾病患者的生活质量产生积极影响。

而在临床上,慢性阻塞性肺疾病(chronic obstructive pulmonary diseases,COPD)与心衰(heart failure,HF)经常并存,包括合并神经肌肉疾病、脑卒中后遗症等都是导致老年人残疾和生活质量低下的重要原因。随着预期寿命的逐渐增长,COPD和HF共病或呼吸功能障碍伴有心脏病的患病率高于预期的各自发生率，特别是在老年人中，COPD和HF共存是因为它们有共同的病因和病理生理基础，心脏和肺脏是维持人体生命的两个重要脏器，是影响供氧的核心器官。心肺功能泛指通过肺脏呼吸和心脏活动推动血液循环向机体输送氧气和营养物质，从而满足各种人体生命活动物质与能量代谢需要的生理学过程。正常的心肺功能是人体新陈代谢和运动耐力的基础，与人体健康和竞技运动能力有着极为密切的关系。心血管系统与呼吸系统的基本功能是维持细胞呼吸，它们在生理、病理方面关系密切，所以心肺一体化康复（心肺康复）非常有必要。

对于目前已经开展心脏康复专科的医疗机构，存在的问题包括人才缺乏专业化、医务人员的工作职责混淆、医生做运动治疗师的工作、护士身兼数职、没有运动治疗师参与心脏康复。心脏康复临床操作中常忽视心脏康复综合评估，缺乏全面个体化心脏康复处方。即使经过评估，处方仍然为普适性处方，没有针对不同患者的具体问题、治疗目的进行处方制定，同时也缺乏对处方的执行监管，并且存在安全隐患。心脏康复存在很多问题，如没有形成真正的专业学科、缺乏心肺一体化康复的概念、患者的参与率低、医保给付政策不到位等。可喜的是，在中国康复医学会心血管疾病预防与康复专业委员会主任委员胡大一教授的带领下，学会制定了多部相应的指南和专家共识。在国家卫健委的统筹安排下，目前国家卫生健康委能力建设和继续教育中心、国家心血管疾病临床医学研究中心和中华医学会心血管病学分会联合发起了全国心血管疾病管理能力评估与提升工程（cardiovascular disease quality initiative，CDQI），组织中国康复医学会心血管疾病预防与康复专业委员会、中国心脏联盟心血管疾病预防与康复专业委员会具体执行国家标准化心脏康复中心认证工作，使得我国的心脏康复事业不断地向规范化、标准化、规模化的方向发展。

第二节 心肺康复的适宜人群

一、一般人群

从狭义上讲，"心肺康复"就是针对心脏病、呼吸道疾病患者开出的运动训练处方。但实际上，"心肺康复"不仅仅适用于冠心病、COPD 患者，也适用于其他人群。"心肺康复"有助于人们发挥心脏和肺的潜能，使减弱的心肺功能得以恢复，失衡状态的神经系统重新调整，骨骼肌末梢循环功能能得以改善，从而使整个机体的运动耐受能力增加，提高患者生活质量，延长患者寿命。

二、特殊人群

（一）重症患者

重症患者包括急性心肌梗死及心脏术后（冠状动脉旁路移植术、心脏瓣膜置换术、心脏移植术）患者。根据不同患者的心脏功能、储备能力，做出客观评估，结合患者自身情况，开出有针对性且个性化的运动处方。

（二）稳定的心脏病患者

稳定的心脏病患者包括冠心病、稳定型心绞痛、慢性心衰、起搏器植入术后、房颤、心肌病、肺动脉高压患者等。

（三）具有心血管病危险因素的患者

心血管病危险因素包括高血压、糖尿病、肥胖、动脉粥样硬化、代谢综合征等。根据患者自身心肺储备功能，通过评估给予有氧运动处方，选择对机体最佳的运动疗法，也可获得较好疗效。

（四）呼吸道疾病患者

呼吸道疾患包括COPD、哮喘、肺癌、囊性肺纤维化、间质性肺疾病、肺减容手术前后、周围肌肉病、神经肌肉疾病、呼吸肌功能障碍等。

（五）身心压力大、疲惫不堪的亚健康人群

这些人群可能不存在心脏方面的疾病，但由于缺乏运动，体力耐力差或肺功能有些欠缺。从健康角度来说，对这些人群开出针对性的运动处方，有利于提高机体的心肺功能，保持良好的精神状态。

（六）运动员

对于一些竞技人群，如马拉松运动员、拳击运动员等，根据其心肺功能、体能制定运动方案，有利于开发竞技潜能。

心脏（心肺）康复的发展是必然趋势。但是我国心脏康复的发展依然远落后于心血管临床治疗技术的进展。最关键的因素是心血管领域的专家、学者、医生和患者都需要对心脏康复持有正确的认识，支持并积极参与。心脏康复需要团队合作，心脏科医师、护士、康复医师和康复治疗师都是团队的基本成员。相信越来越多的有志者加入心脏（心肺）康复的队伍，将会为心脏病患者的医疗服务注入新的内涵和活力。

（戴若竹　许秀丽）

参考文献

[1] 戴若竹.心脏康复[M].广州：暨南大学出版社,1996：1-10.

[2] 胡大一.中国心脏康复的现状与发展思路[J].医海探航，2019:43-45.

[3] 郭航远.我国心脏康复的困境与对策[J].中国全科医学，2019,22(12):1381-1384.

[4] NEGRINI S,ARIENTI C, KÜÜKDEVECI A,et al.Current rehabilitation definitions do not allow correct classification of Cochrane systematic reviews:an overview of Cochrane reviews[J].European Journal of Physical and Rehabilitation Medicine,2020,56(5): 667-671.

[5] FARIN,ERIK,FREY, et al.Goals in Cardiac Rehabilitation:INFLUENCING FACTORS, RELATION TO OUTCOME, AND RELEVANCE OF PHYSICIANS' ILLNESS PERCEPTION[J].Journal of Cardiopulmonary Rehabilitation and Prevention,2007, 27(3):180-188.

[6] ABREU A,PESAH E,SUPERVIA M,et al.Cardiac rehabilitation availability and delivery in Europe:How does it differ by region and compare with other high-income countries?[J]. European Journal of Preventive Cardiology,2019,26(11):1131-1146.

[7] PASHKOW P.Outcomes in Cardiopulmonary Rehabilitation[J].Physical Therapy,1996, 76(6):643-656.

[8] ANTONIO P,SANJAY S,SABIHA G,et al.2020 ESC Guidelines on sports cardiology and exercise in patients with cardiovascular disease[J].European Heart Journal,2021,42(1):17-96.

[9] ANDERSON L,OLDRIDGE N,THOMPSON D R,et al.Exercise-based cardiac rehabilitation for coronary heart disease[J].Journal of the American College of Cardiology,2016, 67(1):1-12.

[10] BEGHÉ B,ALESSIA V,BARBARA B, et al.Echocardiography,Spirometry,and Systemic Acute-Phase Inflammatory Proteins in Smokers with COPD or CHF:An Observational Study[J].PloS One,2013,8(11):e80166.

第二章 心肺康复基础评估

第一节　心血管危险因素概述

20世纪60年代初，美国Framingham心脏研究首次提出心血管病危险因素的概念，即存在于机体的某种生理生化或社会心理特征等因素，使得个体发生心血管病的风险增加，而减少或去除该因素后可使个体发生心血管病的风险下降。包括不可改变危险因素和可改变危险因素，前者包括年龄、性别、种族、家族史等，后者包括血脂异常、高血压、糖尿病、肥胖或超重、吸烟、缺乏体力活动等。危险因素之间存在相互联系和相互作用，大部分相互作用是互补或协同关系，因此多个危险因素并存使个体发病风险成倍增加。综合控制可改变危险因素成为近半个世纪以来心血管疾病防治的重心，危险因素控制达标不仅有望在源头上遏制心血管病发病率上升的态势，也是心血管病现代治疗的主要方向。

一、分类

（一）分类方法

心血管病有许多共同的危险因素。流行病学研究已报道的与心血管病相关的危险因素近300种，但最重要的只有十几种。其分类方法并无统一，大体上有三种。第一种是分为"传统的"和"新的"两大类；第二种是分为"可改变"和"不可改变"两大类；第三种是分为"遗传"和"环境"两大类。中华医学会心血管病学分会和中华心血管病杂志编辑委员会颁布的《中国心血管病预防指南》综合这三种分类方法，将危险因素归为三大类（见表2-1-1）：①主要或传统危险因素，指研究较早、已有较翔实可靠的研究结果。②潜在危险因素，指较新的、目前仍存在争议或尚未被充分证实的因素。③社会经济或心理行为因素，指较早就了解并研究过，但因研究方法存在一定困难，可靠的研究结果不多，需进一步研究的因素。

表2-1-1　心血管病危险因素分类

主要或传统危险因素	潜在危险因素	社会经济或心理行为因素
（1）年龄	（1）超重或肥胖	（1）受教育程度偏低
（2）家族史	（2）甘油三酯升高	（2）经济收入
（3）男性	（3）胰岛素抵抗和代谢异常	（3）职业及其变动
（4）高血压	（4）血清脂蛋白a升高	（4）不健康饮食
（5）吸烟	（5）血管内皮功能受损	（5）缺乏体力活动
（6）血清总胆固醇升高	（6）凝血因子升高	（6）过量饮酒
（7）血清低密度脂蛋白升高	（7）慢性炎症	（7）精神紧张和压力过大
（8）血清高密度脂蛋白降低	（8）氧化应激	（8）某些精神疾病
（9）糖尿病	（9）同型半胱氨酸升高	
（10）肾功能受损	（10）睡眠呼吸障碍	

（二）主要危险因素

根据国内外的研究，特别是近年发表的前瞻性研究结果显示：①人群中缺血性心血管病（冠心病和缺血性卒中）的主要发病危险因素是血脂异常、高血压、糖尿病和吸烟。②出血性卒中的主要发病危险因素是高血压和过量饮酒。③缺血性心血管病发病80%以上归因于高胆固醇、高血压、糖尿病和吸烟等危险因素，20%归因于其他因素。

（三）新的危险因素

近年来，由于研究的深入，新的危险因素（主要有C反应蛋白、脂蛋白a、纤维蛋白原和同型半胱氨酸）或危险标志不断出现，并不是所有的冠脉事件均发生于具有多个传统危险因素的个体，在一些仅有止血功能或血栓形成异常、炎症的个体中也可能起关键作用。因此目前认为，从疾病防治角度看，首要的目标仍然是已明确的传统危险因素。

目前，为了降低逐年上升的心血管病发病率及治疗心血管病，学者们认为除了年龄、家族史和性别等遗传因素不可改变外，其他危险因素（尤其是行为因素）都是可改变的，因此可以预防，也是重点评估的对象。

二、评估与管理

（一）吸烟

一项对近40万人进行的研究证实，吸烟燃烧的是生命，而吸烟年龄愈小，心血管病早死风险愈高。研究显示，吸烟会让烟民面临约3倍的心血管病早死风险。吸烟导致内皮功能损伤、动脉粥样硬化、炎症、血脂代谢异常及抗血栓形成因子和促进血栓形成因子的改变，参与诱发、加重动脉粥样硬化、血栓形成和心血管事件；其亦可通过减少心脏供氧量，诱发心肌缺血缺氧，导致心绞痛和心肌梗死；其还可通过诱发心肌细胞凋亡而导致心力衰竭和心肌病。同时，不管是主动吸烟还是被动吸烟，都会导致心血管疾病的发病率增加。

（二）超重和肥胖

一般认为，体重超过标准体重 10% 为超重，超过 20% 为肥胖。现代医学研究表明，体脂，特别是腹部脂肪，能够合成许多肽类和非肽类物质，这些物质在心血管病发生过程中起着重要作用。肥胖引发心血管病主要表现在两个方面：①流行病学研究发现超重、肥胖与心血管病的发病率和死亡率呈显著正相关。②生理学研究发现体内脂肪过度积蓄引起高胰岛素血症、胰岛素抵抗、高血压和血脂异常等多种心血管病危险因素水平增加，这是肥胖引发心血管病的主要原因。

衡量超重、肥胖最简便常用的生理测量指标是腰围和身体质量指数（body mass index，BMI），BMI 计算公式为：体重（kg）÷ 身高 ^{2}（m^2）。后者通常反映全身肥胖程度，前者主要反映腹部脂肪蓄积（中心型肥胖）程度，两个指标都可以较好地预测心血管病的风险。虽然近来的一些研究提示腰围在预测心血管病危险方面要优于 BMI，但腰围的测量误差大于 BMI，因此 BMI 仍是更为简便、实用、精确的测量指标，同时应用两个指标预测价值更好。

中国肥胖问题工作组提出的我国成人 BMI 的切点为：$18.5kg/m^2 \leq$ BMI $< 24.0kg/m^2$ 为正常体重范围，$24.0kg/m^2 \leq$ BMI $< 28.0kg/m^2$ 为超重，BMI $\geq 28.0kg/m^2$ 为肥胖。

腰围是指水平站立位，脐上 1cm 处水平面腹部周径的大小。体脂储藏在腹部（腹内脂肪）比皮下带来的心血管病风险更高，测量腰围是反映腹部脂肪堆积的简便方法。我国成人腰围的分类：男性 < 85cm，女性 < 80cm 为正常范围；85cm ≤ 男性 < 90cm、80cm ≤ 女性 < 85cm 为中心性肥胖前期；男性 ≥ 90cm、女性 ≥ 85cm 为中心性肥胖。

减重可明显降低超重肥胖患者心血管病危险因素水平，使罹患心血管病的风险降低。控制能量的摄入和增加体力活动是降低体重的有效措施。减重的速度因人而异，通常以每周减重 0.5~1.0kg 为宜。

（三）高血压

高血压是导致心血管病发生和患者死亡的重要危险因素。近几十年来，我国人群高血压患病率持续增长。

1.定义

未使用任何降压药的情况下，诊室血压 ≥ 140/90mmHg。

2.降压目标

（1）一般高血压患者应 < 140/90mmHg（Ⅰ类推荐，A 级证据）。

（2）能耐受的高危个体血压应控制在 < 130/80mmHg（Ⅰ类推荐，A 级证据）。

（3）80 岁及以上个体血压应控制在 < 150/90mmHg（Ⅱa 类推荐，B 级证据）。

3.降压治疗基本原则

所有患者都应采用生活方式干预，降压药应从较小有效剂量起始、尽量选择长效药物、联合使用不同作用机制的药物。

如果血压保持在理想水平（ < 120/80mmHg），可以预防我国44.1% 成年人心血管病发病。因此，积极采取措施防控高血压意义重大。

（四）糖尿病

据统计，糖尿病能把心血管病风险提高 5 倍。大部分糖尿病与心血管病都是炎症因子引起的，属于代谢性炎症综合征，因此血糖控制不好，容易增加心血管病风险。糖尿病常与肥胖、动脉粥样硬化、高血压等疾病同时发生，这些都是心血管病的高危因素，多种因素叠加，使心血管病更加容易发生和恶化。

空腹血糖、随机血糖或葡萄糖负荷后 2h 血糖是糖尿病诊断的主要依据。血糖控制应分层管理：①新诊断、年轻、无并发症或合并症的 2 型糖尿病患者，建议及早采用强化血糖控制，糖化血红蛋白（glycosylated hemoglobin, HbA1c）目标＜ 6.5%（Ⅱa 类推荐，C 级证据）。②病程较长、老年、已患心血管病的 2 型糖尿病患者，需注意预防低血糖，并充分评估强化血糖控制的利弊得失，HbA1c 目标＜ 8.0%（Ⅱa 类推荐，B 级证据），采取降糖、降压、调脂及应用阿司匹林治疗等综合管理措施。

有效控制血糖可以降低已经发生的早期糖尿病微血管病变进一步发展的风险，并在长期随访中发现其能够降低心肌梗死发病及死亡风险。

（五）血脂异常

血脂异常的主要危害是增加心血管病的发病风险，血脂紊乱与多个危险因素交互作用决定了个体的心血管病总体风险。在心血管病的一级预防中，个体心血管病发病危险程度决定治疗措施及血脂的干预目标，制定出个体化的综合治疗决策，从而最大程度降低患者心血管病总体风险。总胆固醇、低密度脂蛋白与心血管病风险呈正相关。降低低密度脂蛋白水平是调脂治疗的首要任务。

1. 血脂控制目标

降低低密度脂蛋白水平是防控心血管病的首要干预靶标（Ⅰ 类推荐，A 级证据）。根据个体心血管病风险，决定是否启动药物治疗（Ⅰ 类推荐，A 级证据）。

2. 降脂目标

降脂目标包括以下 6 点。①不同危险人群需要达到的低密度脂蛋白的目标值不同（Ⅰ 类推荐，B 级证据）。② 40 岁以上糖尿病患者低密度脂蛋白＜ 2.6mmol/L，或降低幅度≥ 50%（Ⅱa 类推荐，B 级证据）。③高危个体低密度脂蛋白＜ 2.6mmol/L，或降低幅度≥ 50%。

④中危和低危个体低密度脂蛋白 < 3.4mmol/L，或降低幅度 ≥ 30%（Ⅰ类推荐，A 级证据）。⑤极高危患者低密度脂蛋白 < 1.8mmol/L，或降低幅度 ≥ 50%。⑥超高危患者低密度脂蛋白 < 1.4mmol/L，或降低幅度 ≥ 50%。

（六）缺乏体力活动

大量研究表明，缺乏体力活动是心血管病的确定危险因素。约 1/3 缺血性心脏病患者死亡与缺乏体力活动有关。适度的体力活动有明确的保护心血管的效应，反映在 3 个层面上：①直接保护作用，主要是维护血管内皮功能和抗氧化。②间接保护作用，主要是增加心脑血流量、改善微循环、控制升高的血压、降低血糖、减轻胰岛素抵抗、改善血脂异常（降低低密度脂蛋白和甘油三酯水平、增加高密度脂蛋白水平）、减少体重和体内脂肪等。③经常参加体力活动可提高机体对突然缺血缺氧（一般由高强度运动引起）的耐受能力。

心血管健康与身体活动的强度、频率、持续时间和活动总量之间存在显著关联，我国队列研究分析表明，保持每周 ≥ 150min 的中等强度身体活动或每周 ≥ 75min 的高强度身体活动可将成年人心血管病发病风险降低 1.4%。同时，2018 年美国身体活动指南也强调，增加运动、减少久坐适用于大部分人，即使少量增加身体活动也能带来健康获益。

增加身体活动的目标和方法：成年人身体活动的基本目标是增加运动、减少久坐。对习惯久坐的成年人来说，即使少量的中度或高强度身体活动也能对健康有益。医护人员或运动专家可以指导个人根据自身情况设置合理的运动计划（身体活动强度、时间和频率），告知不活动的危害，建议适当的活动类型，最好能与日常生活方式相结合（如徒步、骑自行车等），以便能长期坚持。推荐成年人每天至少进行 30min 中等强度的身体活动，每周进行 5d；或每天进行 15min，每周

5d 高强度的身体活动；或两者组合，每阶段的运动至少持续 10min。65 岁及以上老年人，如因健康状况不能达到所推荐的身体活动水平，应尽可能在身体条件允许的情况下适度进行身体活动，仍能对健康有益。老年人的身体活动方式，除有氧运动和力量锻炼外还应注意平衡性训练，预防跌倒的发生。另外，对于慢性病患者或残疾人，应在医护人员或运动专家指导下，根据身体状况坚持进行身体活动，避免久坐。

（七）不平衡膳食

平衡膳食是指一段时间内膳食组成中的食物种类和比例可以最大限度地满足机体健康需求的膳食，营养成分和结构不合理导致疾病的膳食称为不平衡膳食。引发心血管病的不平衡膳食因素主要有饱和脂肪摄入比例过高、总热量摄入过高、胆固醇摄入过多、钠摄入过多和钾摄入过少、蔬菜和水果摄入过少等。

（张玉美）

参考文献

[1] 刘品明. 心血管病危险因素的评估和管理 [J]. 逸仙心血管病论坛，2014.

[2] 中国心血管病风险评估和管理指南编写联合委员会. 中国心血管病风险评估和管理指南 [J]. 中华预防医学杂志,2019,53(1):13-35.

第二节　肺功能评估

一、肺功能检查

反映肺通气功能的几项最常用的肺功能指标如下。

（一）肺活量 (vital capacity，VC)

深吸气后做最大呼气所能呼出的气体量为肺活量。我国男性的肺活量约为 3500ml，女性的肺活量约为 2500ml。

（二）肺总量 (total lung capacity，TLC)

深吸气后肺内所含的气体量为肺总量。我国成年男性的肺总量约为 5000ml，女性的肺总量约为 3500ml。

（三）潮气量 (tidal volume，TV)

在平静呼气的基础上，每次吸入或呼出的气量为潮气量。正常人的潮气量约为 500ml。

（四）残气量 (residual volume，RV)

深呼气后肺内还剩余的气量为残气量。残气量正常占肺总量的 25% 左右，我国成年男性的残气量约为 1500ml，女性的残气量约为 1000ml。

（五）第一秒用力呼气量 (forced expiratory volume in first second，FEV1)

深吸气末，第一秒用力呼出的气为第一秒用力呼气量。临床上常以第一秒用力呼出量占用力肺活量的百分率 (FEV1%) 作判定，正常值为 83%。阻塞性、混合性通气障碍时该值轻度降低或明显降低；限制性通气障碍时该值正常或轻度升高。

（六）通气功能检查

通气功能检查包括静息每分钟通气量（minute ventilation at rest，VE）、最大通气量 (maximal voluntary ventilation, MVV)、用力肺活量 (forced vital capacity, FVC)、最大呼气中期流量 (maximal mid-expiratory flow，MMEF，MMF) 和肺泡通气量 (alveolar ventilation volume，AVV)。

（七）换气功能检查

换气功能检查包括气体分布、通气/血流比值及弥散功能检查。

（八）小气道功能检查

小气道功能检查包括闭合容积 (closing volume,CV)、最大呼气流量 – 容积曲线 (maximal expiratory flow–volume curve, MEFV) 及频率依赖性肺顺应性 (frequency dependence dynamic compliance, FDC)。

（九）肺容积测试

通过测定不同幅度的呼吸动作所产生的容量改变，协助评价肺功能，适用于支气管肺疾病、胸廓和胸膜疾病、神经肌肉疾病。主要检查肺部的通气功能，包括深吸气量、功能残气量、肺活量、肺总量、潮气量、补吸气量、补呼气量、残气量等。（见图 2-2-1）

（十）流速 – 容积测试

测量吸气、呼气时气流与体积的关系也可得知第一秒用力呼气容积和用力呼气肺活量。（见图 2-2-2）

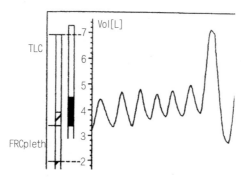

图 2-2-1　肺通气功能检查报告

（图片来源：福建医科大学附属泉州第一医院心肺康复专科心肺运动试验报告）

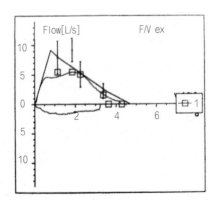

图 2-2-2　常规通气报告单

（图片来源：福建医科大学附属泉州第一医院心肺康复专科心肺运动试验报告）

二、咳嗽能力

一般将咳嗽力量分为 0 至 5 级。0 级：无咳嗽动作；1 级：有气从气道出来，但无咳嗽声音；2 级：指咳嗽声微弱；3 级：听到明显咳嗽声；4 级：听到较大咳嗽声；5 级：做连续较大的咳嗽。

三、痰液量分级

临床对痰量的叙述，常以无痰、少量、中量或大量来描述，但并无确切的定义，一般常以每天 > 25ml 为中量，> 50ml 为大量。痰液的检查，除了量的检查，还包括颜色、黏稠度和气味。

四、胸廓活动度

测量时多采用站姿，双手交握置于枕骨后，以减少胸大肌和背阔肌在深呼吸时的影响。深吸气和深呼气时胸围的差异即为胸廓的活动度。可以路易氏角作为上胸廓活动度测量的标志点，以剑突作为下胸廓活动度测量的标志点，也可在第 4 肋间测量，代表胸廓活动度。测量时也常视患者的情况而改成坐姿或平躺姿。

五、呼吸困难评估

常用的评估工具有 Borg 评分量表、RPE 评分量表、mMRC 评分量表。（见表 2-2-1~3）

表 2-2-1　Borg 评分量表

分值	呼吸困难及疲劳程度
0 分	一点也不觉得呼吸困难或疲劳
0.5 分	非常非常轻微的呼吸困难或疲劳，几乎难以察觉
1 分	非常轻微的呼吸困难或疲劳
2 分	轻度的呼吸困难或疲劳
3 分	中度的呼吸困难或疲劳
4 分	略严重的呼吸困难或疲劳
5 分	严重的呼吸困难或疲劳
6~8 分	非常严重的呼吸困难或疲劳
9 分	非常非常严重的呼吸困难或疲劳
10 分	极度的呼吸困难或疲劳，达到极限

表 2-2-2　RPE 评分量表

6 7 8	9 10	11 12	13 14	15 16	17 18	19 20
极轻	很轻	比较轻	有点用力	用力	很用力	极用力

表 2-2-3   呼吸困难严重程度评分（mMRC 量表）

分级	呼吸困难严重程度
0 级	仅在费力运动时出现呼吸困难
1 级	平地快走或步行爬小坡时出现气喘
2 级	由于气短，平地行走比同龄人慢或需要停下休息
3 级	在平地行走 100m 左右或数分钟后需要停下来喘气
4 级	因严重呼吸困难以至于不能外出或穿、脱衣服时出现呼吸困难

六、呼吸肌力评估

（一）呼吸肌力量测定

通过测定呼吸系统的压力变化间接评估呼吸肌肉的力量。

1. 最大吸气压（maximal inspiratory pressure，MIP）

最大吸气压，指在功能残气位或残气位、气流阻断时用最大努力吸气所能产生的最大吸气口腔压，反映全部吸气肌的收缩能力。

MIP 的临床意义：在神经肌肉疾病或外伤中，对吸气肌组（包括膈肌、肋间外肌及辅助呼吸肌）的收缩力作出评价，并且可以作为疾病诊断的参考。

2. 最大呼气压（maximal expiratory pressure，MEP）

最大呼气压，指在肺总量位，气流阻断时，用最大努力呼气所能产生的最大口腔压，它反映全部呼气肌的收缩能力。测定所需要的器械有鼻夹、橡胶咬口、三通阀、压力计及压力传感器。

MEP 的临床意义：可用于测定神经肌肉疾患患者的呼气肌功能。MEP 是有效咳嗽的重要因素，因此也可以用于评价患者的咳嗽及排痰能力。

（二）呼吸肌耐力测定

呼吸肌耐力是指呼吸肌肉维持一定的力量或做功时疲劳的耐受性，对呼吸肌而言，耐力比力量更重要。呼吸肌耐力与肌纤维的组成、血液供应、兴奋－收缩耦联和肌肉收缩的持续时间、肌肉缩短速度、肌肉收缩力量均有关系。根据负荷的大小及膈肌耐受该负荷而不出现收缩力下降的时间，可以对膈肌的耐力作出判断。

1.膈肌张力时间指数（diaphragmatic tension-time index，TTdi）

TTdi 是反映膈肌收缩速度与膈肌收缩持续时间的综合指标。吸气时，膈肌所做的功等于膈肌收缩产生的跨膈压（transdiaphragmatic pressure，Pdi）与其收缩持续时间的乘积。跨膈压越大，收缩持续时间越长，做功越大，越可能产生膈肌疲劳，因此 TTdi 较最大跨膈压（maximum transdiaphragmatic pressure,Pdimax）更容易反映膈肌疲劳。收缩强度以 Pdi 和 Pdimax 的比值来表示，持续时间以吸气时间（inspiratory time，Ti）与呼吸周期（respiratory cycle,total cycle time，Ttot）的比值来表示，即 TTdi=（Pdi/Pdimax）×（Ti/Ttot）。正常人平静呼吸时 TTdi 约为 0.02。在呼吸阻力负荷增加的情况下 TTdi 明显提高。当 TTdi 大于阈值 0.15 时，膈肌可能在呼吸 45min 内发生疲劳。TTdi 越高，膈肌疲劳发生的速度越快。

2.膈肌耐受时间

膈肌耐受时间是指呼吸肌肉在特定强度的吸气阻力或特定的 TTdi 负荷下能够维持收缩而不发生疲劳的时间。常用的耐力试验方法有以下几种。

（1）吸气阻力法。通过调整吸气阻力、吸气时间和吸气频率（多为 15 次 / 分），达到一定的 TTdi 值，观察呼吸耐受时间。

（2）吸气阈值负荷法。通常用带重力的活塞或电磁阀，必须用力吸气达到阈值压力时才能把阀门打开产生吸气气流。通过调整阈值压力而调节 TTdi，测得相应膈肌耐受时间。

（3）可耐受吸气压。这是一种反映吸气肌耐力的简易方法。通过一个可调节的阈值限力器，调整吸气阻力，观察可耐受 10min 的最大阈值阻力。

（4）最大努力等容吸气法。在气道关闭状态下尽最大努力吸气，每次持续 10s，休息 5s，连续 18 次，用最后两次收缩所产生的压力与最初 3 次产生的压力的比值作为耐力数值。

（张克连　程斯曼）

参考文献

[1] GRASSINO A E,MOXHAM G,ALDRICH T K.American Thoracic Society/European Respiratory Society ATS/ERS statement on respiratory muscle testing[J].The American review of respiratory disease,2002,166:518－624.

[2] PELLEGRINO R,VIEGI G,BRUSASCO V,et al.Interpretative strategies for lung function tests[J].European Respiratory Journal,2005, 26(5):948－968.

[3] 孟申.肺康复[M].北京：人民卫生出版社,2007:19－25.

[4] 苗爱玲，姜丽芳.肺功能测定的临床应用 [J].黑龙江医药,1993(7):1.

第三节　体适能评估

体适能评估是心脏康复和二级预防评估项目的重要组成部分，体适能评估的方法一般分为器械法和徒手法两大类。器械法的优点主要在于结果精确、指标全面、科研价值较高，但也存在价格较高、难以广泛推广的劣势。徒手评估操作简单、经济、有效、安全性良好，容易推广，且在患者的耐受性和依从性等方面也具有优势，在心脏康复项目起步阶段不失为一种高性价比的评估手段，而在设备齐全的医疗机构也是器械评估法的必要补充。

体适能评估的内容包括心肺适能、肌肉适能、柔韧性适能和平衡适能等。

一、心肺适能

心肺适能评估可了解患者的心血管系统、呼吸系统功能储备及有氧运动力，是制订个体化有氧运动处方的基础。康复过程中的再评估，有助于判断治疗效果、调整运动处方。心肺适能评估方法可分器械评估法和徒手评估法。

（一）心肺适能器械评估法

器械评估法包括：心肺运动试验、运动超声心动图、运动核素成像、药物负荷试验、无创心输出量监测系统等。

心肺运动试验（cardiopulmonary exercise test，CPET）是客观评价心肺生理的"金标准"。它是在运动状态下综合评价受试者整体器官系统功能的检测方法，是一种安全、无创性、客观性评价心肺储备功能和运动耐力的检测方法，也是世界各国体质研究和健康体能评价系统中最常用方法之一。

1. 心肺运动试验

（1）方法。CPET是一项利用人体外呼吸与内呼吸耦联原理，通过运动激发受试者增加氧气（oxygen, O_2）吸入和二氧化碳（carbon dioxide, CO_2）排出，同时应用含有O_2和CO_2快速反应传感器来检测静息、运动和恢复状态下每次呼吸的O_2耗量和CO_2呼出量的气体代谢测试技术，可精确测定运动状态下外呼吸与内呼吸的气体代谢异常。

操作时要注意患者运动风险初步评估，在患者检查前要做好准备，推荐在饭后2~3h检查，室内温度20~25℃、空气相对湿度40%~60%。急救设备准备齐全，以备运动中恶性心律失常发生的急救。根据患者的不同情况，选择踏车或运动平板作为运动模式，由于踏车的安全与方便性，通常在临床选用踏车方式的比例高。踏车运动试验采用分级递增 Ramp 运动方案（见图 2-3-1）。运动平板采用 Bruce 方案和 Naughton 方案。测定 VO_2、VCO_2、呼吸次数、潮气量，同时监测心电、血氧饱和度与血压的变化。

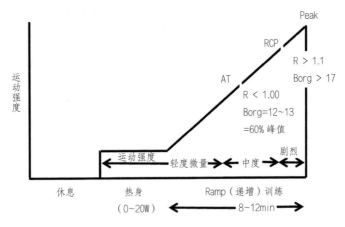

AT 无氧阈值；RCP 呼吸补偿点；R 气体交换比

图 2-3-1 Ramp 协议模型

（图片来源：2017 年张兆国在临床心电学杂志上发表的《心肺运动试验：诊断心肌缺血的价值》）

（2）原理。CPET 通过运动激发受试者增加 O_2 吸入和 CO_2 排出，增加肺通气（吸进 O_2、呼出 CO_2）、肺与血液 O_2 和 CO_2 交换（外呼吸）、O_2 和 CO_2 通过血液转运、毛细血管与周围肌肉组织进行 O_2 和 CO_2 交换（内呼吸）4 个血液和气体交换过程。人体运动时的生理学反应表现在外呼吸与内呼吸的耦联过程。人体对氧摄取量的增加是通过心输出量和肺通气量的增加来实现的。心输出量增加是通过每搏输出量增加和心率增加共同完成的。人体最大运动时心输出量可达到静息状态下心输出量的 5~7 倍。运动早期心输出量的增加主要是表现在每搏输出量的增加，每搏输出量的增加可使心输出量增加至静息状态下的 2

倍；运动后期的心输出量增加主要由心率的增加实现的，心率上升平行于运动强度（氧耗量），心率增加带动的心输出量增加可达到静息状态下的 2.5~3.5 倍。静息每分钟通气量的增加由每次潮气量和呼吸次数增加所决定，运动早期通气量的增加由潮气量决定，后期的通气量随着运动强度增加，由呼吸次数增加决定通气量的增加，最大运动时通气量可达到静息状态下的 15 倍。静息时通气量约 0.5L，最大运动强度时可达到 3L 左右，静息时呼吸次数超过 10 次 / 分，最大运动时的呼吸次数可达到 40~50 次 / 分。可见，呼吸系统的储备能力大于循环系统，最终运动中止的原因往往不是呼吸系统，而是循环系统。

（3）常用指标。最大摄氧量 VO_{2max}、最大二氧化碳排出量 VCO_{2max}、代谢当量 MET、静息每分钟通气量 VE、心率 HR、无氧阈 AT、呼气末氧分压 $PetO_2$、呼气末二氧化碳分压 $PetCO_2$、二氧化碳通气当量 $EQCO_2$、氧通气当量 EQO_2、气体交换率 RER 和氧脉 VO_2/HR。

2. 运动超声心动图

超声心动图结合运动心电图有望增加负荷试验的敏感性和特异性，同时确定心肌缺血风险的程度。需将静息超声心动图成像与功率车或平板试验后即刻获得的影像进行比较。影像必须在运动后 1~2min 获得，因为超过这个时间点室壁运动异常开始转为正常。

心肌收缩通常随运动而增强，而缺血却可引起受累部分运动功能减退、运动不能、运动障碍。因此，当运动时原先室壁运动正常的区域出现异常或原有异常加重，可考虑为运动试验阳性。运动超声心动图用来诊断心血管病的平均敏感性为 86%、特异性为 81%、整体精度为 85%。运动超声心动图试验正常的患者将来发生心血管事件包括心肌梗死、血管重建或心源性死亡的风险较低。在诊断冠状动脉疾病（coronary artery disease，CAD）方面，对运动试验假阳性发生率增加的患者，运动超声心动图却显示出较高的准确性。

3. 运动核素成像

核素成像运动试验也需要心电图监测。有几种不同的成像方案，如单纯使用锝 $(Tc)^{-99m}$ 或氯亚铊 $^{-201}$。运动结束前约 1min 注射即可获得影像。将静息成像与运动成像进行比较，以确定心肌缺血的区域。运动时可见灌注缺陷，静息时仍提示曾有心肌梗死或瘢痕。使用这种方式，可以确定心肌缺血的程度和分布。运动核素单光子发射计算机断层扫描 (single proton emission computed tomography, SPECT) 成像术，检测 CAD(冠状动脉狭窄 ≥ 50%) 的敏感性为 87%、特异性为 73%。

4. 药物负荷试验

由于活动受限、外周动脉疾病、骨科疾病、神经系统疾病和伴随疾病等不能进行运动负荷试验的患者可以从药物负荷试验中受益。最常用的是多巴酚丁胺负荷超声心动图（dobutamine stress echocardiography，DSE）和双嘧达莫、腺苷或瑞加德松核素闪烁扫描成像试验。这些试验的适应证包括冠心病诊断、血管重建前确定心肌存活、心肌梗死后或慢性心绞痛的预后评价、术前心脏风险评估等。测试结果对开具运动处方无意义，药物试验对应运动过程中缺血阈值时的心率和血压反应没有直接可比性。然而，药物研究可提供关于心室功能和有可能出现的心肌缺血程度，因此在确定危险分层的水平方面是有用的，特别是它与运动项目相关。

5. 无创心输出量监测系统

无创心输出量监测系统是通过新一代心室血流阻抗波形描记法，实时连续监测人体血流动力学参数，从而从血流动力学角度评估静息、活动及运动过程中心功能的变化。用于临床指导用药、体液管理、鉴别高血压及休克类型、制定 Ⅰ、Ⅱ、Ⅲ 期心脏康复处方、判断治疗及康复效果，监测心功能变化，运动负荷下联合心肺运动试验或六分钟步行试验判定心肌缺血、每搏阈拐点、心脏排血峰值、心律失常的血流动力学变化、动静脉氧压差、心脏耐力和预后等。

（二）心肺适能徒手评估法

1. 六分钟步行试验（six-minute walking tes，6MWT）

与其他步行测试（如穿梭步行测试）相比，6MWT更安全、更容易管理，能更好地反映日常生活活动。通过测量受试者徒步6min可达到的最远距离来评估心肺功能。其主要指标是"步行距离"，单位为"米"。有学者将心肺功能不全患者6MWT的结果划为4个等级，1级：< 300m，2级：300~374.9m，3级：375~449.9m，4级：≥ 450m。级别越低者心肺功能越差。在测试过程中还可根据临床需要监测患者的心率、血压、血氧饱和度、自我感知6MWT与CPET测得的峰值摄氧量，并得出预测公式。

2. 两分钟踏步试验（two-minute stepping test，2MST)

2MST是通过计算受试者2min内单侧膝盖能达到指定高度（通常为髌骨与髂前上棘连线中点高度）的次数来评估心肺功能。进行2MST仅需要一面墙（用于贴高度标准物，亦可供体弱者扶墙进行测试），当场地、天气等因素影响6MWT进行或患者体质虚弱无法耐受6MWT时，2MST可以作为替代方案。传统的踏步试验要求受试者踏步频率逐渐加快，主要用于检查受试者动作的协调性；2MST则不同，受试者可以根据自身情况调整步速，甚至中途停止，休息后继续试验，但试验中不停止计时。

三、肌肉适能

肌肉适能是人体的基本素质，是影响日常生活活动能力的主要因素之一，其评估内容一般包括肌力与肌耐力评估。大量研究证明肌肉适能与全因死亡率呈负相关。与有氧训练前的心肺适能评估相似，在进行抗阻训练前应评估肌肉适能，以便制订个体化的抗阻训练方案、评估训练风险及治疗效果。

肌力评定的分类：根据使用器械与否分为徒手肌力评定和器械肌

力评定，后者可分为简单仪器（便携式测力计评定）和大型仪器（等速测力仪评定）。

根据肌肉收缩形式进行分类，分为等长肌力评定、等张肌力评定和等速肌力评定。在等速肌力评定时，还可进行等速向心收缩肌力、离心收缩肌力的评定。

根据评定目的进行分类：爆发力、局部肌肉耐力等的评定。

徒手肌肉适能评估法可利用自身重量或简单工具进行，简便易行，尽管不能获得最大肌力等精确参数，但也能够反映人体肌肉的综合功能状态，可用于评估康复治疗效果。同时有些测试方法本身也是肌力训练方法。常用的徒手肌肉适能评估方法有握力测试、原地坐下站立试验、俯卧撑、三十秒手臂屈曲试验、三十秒椅子站立试验、一分钟仰卧起坐试验、爬楼梯试验等。

1. 握力测试

握力是个体在抓握物体时产生的最大力量，是衡量上肢功能的重要指标之一，通过握力计即可测得，测试具有快速、准确、可量化等优点。研究表明，最大握力值达到 9kg 是满足日常生活各种活动的最低值。

2. 原地坐下站立试验

原地坐下试验是一种评估下肢肌力的方法，它要求受试者用最少的支撑完成"立位—原地盘坐—起立"这一动作过程，对过程进行评分。总分 10 分，坐下和起立过程各 5 分，过程中尽量不用手、前臂、膝或大腿的侧面等部位支撑，每多用 1 个支撑面扣除 1 分，总分越低提示肌力越差。

3. 俯卧撑

通过测试受试者在 1min 内完成俯卧撑的总次数，来评估其上肢、肩背部肌群及核心肌群的力量及耐力。

4. 三十秒手臂屈曲试验

通过测试受试者 30s 内优势手负重情况下完成前臂屈曲的次数，来评估其上肢肌群力量，测试时男性抓握 3.6kg 哑铃，女性抓握 2.3kg 哑铃。

5. 三十秒椅子站立试验

通过测试受试者在 30s 内能够完成的由"坐位"转换为"站立位"的次数，来评估下肢肌群及核心肌群的力量。

6. 一分钟仰卧起坐试验

通过测试受试者在 1min 内能够完成仰卧起坐的次数，来评估躯干肌群的力量和耐力。

7. 爬楼梯试验

通过测量受试者爬 10 级楼梯所需的时间，来评估其腿部力量。

三、柔韧性适能

目前柔韧性评估以徒手评估法为主，操作简便、安全性较好，常用的徒手柔韧性适能评估方法有坐椅前伸试验、抓背试验、改良转体试验等。

1. 坐椅前伸试验

测试时，受试者坐于坐高 43cm 的标准座椅上。优势侧腿伸直、脚跟着地，另一侧腿屈膝成 90 度、脚平放于地面，双手掌心向下重叠，双臂伸直并尽力向前伸测量中指指尖与足尖的距离。中指指尖超过足尖记为正数，反之记为负数。

2. 抓背试验

测试时，受试者肩后伸，一手从上往下，另一手从下往上，双手在背部尽量沿脊柱方向相互接触或重叠，动作稳定维持 2s 以上时测量双手中指指尖之间的距离。本方法主要用于评估肩关节柔韧性。

3. 改良转体试验

通过测量转体后手能达到的距离来评估躯干旋转的柔韧性。这种改良方法更适合老年人，主要用于评估躯干核心肌群的柔韧性。

四、平衡适能

平衡适能是人体在有或无外力作用情况下，维持原姿势并保持稳定状态的能力，是人体应具备的基本素质。平衡是人体在前庭系统、本体感觉系统与视觉系统协调下，通过相应肌群等长或等张收缩，调节并维持身体重心稳定的结果。平衡适能评估是对人体平衡适能进行定量或定性描述、分析的过程，其方法亦可分为器械评估法和徒手评估法。

（一）器械评估法

平衡适能的器械评估法通常使用平衡测试仪。测试过程中，平衡测试仪记录在静态或动态、立位或坐位等情况下，身体重心向前后、左右各方向移动的轨迹和范围，经计算机分析可以得到量化的测试结果，能够较精确地反映受试者的平衡适能。

（二）徒手评估法

常用的徒手平衡适能评估方法有功能性前伸试验、单腿站立试验、2.4m 起身行走试验等。

1. 功能性前伸试验

功能性前伸试验用于评估老年人群的平衡适能。受试者站立，手臂尽量前伸且能够保持身体稳定时，所达到的距离作为测量值。此法的测量结果与平衡测试仪结果高度相关。

2. 单脚站立试验

测试时受试者一腿屈膝，脚抬离地面 15~20cm，双腿不能相碰，并保持双手自然下垂于身体两侧，动作维持的时间为测量结果。若受试者单腿站立时间超过 60s，可增加测试难度，使其在闭眼状态下重复上述试验。

3. 2.4m 起身行走试验

测试受试者完全"从坐高 43cm 的椅子上起身、步行 2.4m、返回椅子恢复原位"这一过程所用的时间。

（陈乘波　尤晶晶）

参考文献

[1] 袁丽霞,丁荣晶.中国心脏康复与二级预防指南解读[J].中国循环杂志,2019,34(z1):86−90.

[2] ADACHI,HITOSHI.Cardiopulmonary Exercise Test[J].International Heart Journal,2017,58(5):654−665.

[3] GLAAB T,SCHMIDT O,FRITSCH J.Spiroergometrie kompakt‐Physiologie,Durchführung und Auswertung[J].Pneumologie,2020,74(02):88−102.

[4] 王增武.美国心脏康复和二级预防项目指南[M].北京:人民军医出版社,2010:61−75.

[5] 徐丹苹.基于无创心输出量测量系统的心脏重症康复专家共识[J].中国心血管病研究,2019,17(6):481−487.

[6] CAHALIN L P,MATHIER M A,SEMIGRAN M J,et al.The Six−Minute Walk Test Predicts Peak Oxygen Uptake and Survival in Patients With Advanced Heart Failure[J].Chest, 1996,110(2):325−332.

[7] PIN,T.W.Psychometric properties of 2−minute walk test:A systematic review[J].Archives of Physical Medicine and Rehabilitation, 2014,95(9):1759−1775.

[8] LEONG D P,TEO K K,RANGARAJAN S,et al.Prognostic value of grip strength:findings from the Prospective Urban Rural Epidemiology (PURE)study[J].Lancet,2015, 386(9990):266−273.

[9] LEONARDO,BARBOSA, BARRETO,et al.Ability to sit and rise from the floor as a predictor of all−cause mortality[J].European journal of preventive cardiology,2014,21(7):892−898.

[10] JONES C,JESSIE, et al.A 30−s chair−stand test as a measure of lower body strength in

community-residing older adults[J].Research Quarterly for Exercise and Sport,1999, 70(2):113-119.

[11] BEAN J F,KIELY D K,LAROSE S,et al.Is Stair Climb Power a Clinically Relevant Measure of Leg Power Impairments in At-Risk Older Adults?[J].Archives of Physical Medicine and Rehabilitation,2007,88(5):604-609.

[12] JONES C J, RIKLI R E,MAX J,et al.The reliability and validity of a chair sit-and-reach test as a measure of hamstring flexibility in older adults[J].Research Quarterly for Exercise and Sport,1998,69(4):338-343.

[13] DUNCAN P.Functional Reach:A New Clinical Measure of Balance[J].J Gerontol, 1990, 45(6):M192-M197.

[14] ROSE D J,JONES C J,LUCCHESE N.Predicting the Probability of Falls in Community-Residing Older Adults Using the 8-Foot Up-and-Go:A New Measure of Functional Mobility[J].Journal of Aging and Physical Activity,2002,10(4):466-475.

第四节　　重症患者的评估

一、基础信息

进行康复评估前，需要明确患者病史、体征、病程、呼吸支持模式、并发症、影像学情况、血液检验结果等。

二、意识状态

（一）格拉斯哥昏迷评分量表（glasgow coma scale, GCS）

可用于评估重症患者的意识障碍，最高分为15分，表示意识清楚；12~14分为轻度意识障碍；9~11分为中度意识障碍；8分以下为昏迷；分数越低则意识障碍越重（附录9）。

（二）镇静状态

推荐Richmond躁动镇静评分量表（richmond agitation-sedation scale，RASS）用于镇静状态的评估（附录10）。

（三）谵妄情况

推荐使用 ICU 意识模糊评估法（confusion as-sessment method for the intensive care unit，CAM-ICU）用于 ICU 重症患者谵妄的评估（附录 11）。

三、心血管功能

心血管系统安全问题如表 2-4-1 所示。

表 2-4-1　心血管系统安全问题

心血管系统疾病	床上活动	床旁活动
血压		
因高血压急症接受静脉降压治疗	●	●
MAP		
低于目标范围并引起症状	△	●
给予支持治疗（血管活性药或机械辅助装置）后仍低于目标范围	△	●
未接受支持或低水平支持条件下高于目标范围低限	◐	◐
中等水平支持条件下高于目标范围低限	△	△
高水平支持条件下高于目标范围低限	△	●
已知或怀疑重度肺动脉高压	△	△
心动过缓		
需要药物（如异丙肾上腺素）治疗或等待急诊放置起搏器	●	●
不需要药物治疗且不需要等待急诊放置起搏器	△	△
经静脉或心外膜起搏器		
起搏心律	△	●

续表

心血管系统疾病	床上活动	床旁活动
稳定自主心律	●	●
任何稳定的快速型心律失常		
心室率 >150 次 / 分	△	⬤
心室率 120~150 次 / 分	△	△
任何快速性心律失常且心室率 < 120 次 / 分	●	●
辅助装置		
经股动脉 IABP	●	⬤
ECMO		
经股或锁骨下（非单根上下腔双腔导管）	●	⬤
经中心静脉置入单根上下腔双腔导管	●	△
心室辅助装置	●	●
肺动脉导管或其他连续心输出量监测设备	●	△

四、呼吸系统

呼吸系统安全问题如表 2-4-2 所示。

表 2-4-2　呼吸系统安全问题

呼吸系统疾病	床上活动	床旁活动
插管		
气管插管	●	●

续表

呼吸系统疾病	床上活动	床旁活动
气管切开	🔵	🔵
呼吸参数		
吸入氧浓度 ≤ 0.6	🔵	🔵
吸入氧浓度 > 0.6	△	△
经皮氧饱和度 ≥ 90%	🔵	🔵
经皮氧饱和度 < 90%	△	⬤
呼吸频率 ≤ 30 次 / 分	🔵	🔵
呼吸频率 > 30 次 / 分	△	△
通气参数		
HFOV 模式	△	⬤
PEEP ≤ 10cmH₂O	🔵	🔵
PEEP > 10cmH₂O	△	△
人机不同步	△	△
抢救性治疗		
一氧化氮	△	△
前列环素	△	△
俯卧位通气	⬤	⬤

五、其他系统

其他系统安全问题如表 2-4-3 所示。

表 2-4-3 其他系统安全问题

其他系统疾病	床上活动	床旁活动
神经系统		
意识水平		
患者嗜睡、安静或焦虑（如 RASS-1 至 +1）	灰色圆	灰色圆
患者轻度镇静或躁动（如 RASS-2 或 +2）	三角	三角
患者昏睡或深度镇静（如 RASS < -2）	三角	黑色八角
患者非常躁动或有攻击性（如 RASS>+2）	黑色八角	黑色八角
谵妄		
谵妄工具（如 CAM-ICU）-ve	灰色圆	灰色圆
谵妄工具 +ve 且能够简单遵嘱	灰色圆	三角
谵妄工具 +ve 且不能遵嘱	三角	三角
颅内压		
因颅内高压 ICP 未在理想范围内而需要积极干预	黑色八角	黑色八角
颅内压监测而无需积极干预	灰色圆	三角
其他神经系统问题		
部分颅骨切除术	灰色圆	三角
开放腰大池引流（未夹闭）	灰色圆	黑色八角
帽状腱膜下引流	灰色圆	三角

续表

其他系统疾病	床上活动	床旁活动
脊髓保护（清创或固定前）	●	●
急性脊髓损伤	●	△
蛛网膜下腔出血伴未钳夹的动脉瘤	●	△
动脉瘤钳夹术后血管痉挛	●	△
未控制的癫痫发作	●	●
其他系统		
不稳定或未稳定的重大骨折：骨盆、脊柱、下肢长骨骨折	△	●
大型外科开放伤口：胸部、纵膈、腹部伤口	●	●
已知但未控制的活动性出血	●	●
怀疑活动性出血或出血风险增加	●	△
患者发热，虽然积极接受物理和药物降温治疗，体温仍高于可接受上限	△	△
主动亚体温治疗	△	△
ICU 获得性无力	●	●
持续肾脏替代治疗（包括股静脉透析导管）	●	●
股静脉和股动脉导管	●	●
股动脉鞘管	△	●
所有其他引流管或连接装置，如鼻胃管、中心静脉导管、胸膜腔引流、伤口引流、肋间导管、导尿管	●	●

注：（1）● 表示发生不良事件的风险较低，根据各 ICU 的方案和规程正常进行。

（2）△ 表示发生不良事件的潜在风险和后果严重程度高于绿色，但活动带来的潜在获益超过风险。每次活动前必须明确注意事项或禁忌证，如果开始活动，需要注意循序渐进并提高警惕。

（3）●表示不良事件的潜在风险较高或后果较严重，除非经治 ICU 医生、高年资物理治疗师及高年资护理人员共同协商后专门授权，否则应当避免主动活动。

六、运动功能评估

重症患者卧床时间较长，易出现关节活动度下降、肌力减退等症状，部分患者出现获得性萎缩包括获得性周围神经病或获得性肌病，导致患者活动不能。运动功能中肌力评估推荐采用徒手肌力评定（manual muscle test，MMT）分级（附录 12）、医学研究委员会（medical research council，MRC）总评分（附录 13）评估机体是否存在获得性虚弱，MRC 总评分小于 48 分或 MRC 平均评分小于 4 分超过 2 次，则提示肌肉无力。MRC 肌力评分得分范围为 0~60 分，0 分为四肢瘫痪，60 分为肌力正常，低于 48 分可诊断为 ICU-AW。

在可疑获得性肌无力，但患者意识不清且无法主动配合时，电生理检查在一定程度上有助于鉴别危重病性多发性神经病与肌病。

（张克连　程斯曼）

参考文献

[1] HODGSON C L, STILLER K,NEEDHAM D M,et al.Expert consensus and recommendations on safety criteria for active mobilization of mechanically ventilated critically ill adults[J]. Critical Care,2014,18(6):658.

[2] HODGSON C, BELLOMO R, WEBB S,et al.Early mobilization and recovery in mechanically ventilated patients in the ICU:a bi-national, multi-centre, prospective cohort study[J]. Critical Care,2015,19(1):81.

[3] KLUGKIST M,SEDEMUND-ADIB B,SCHMIDTKE C,et al.Confusion Assessment Method for the Intensive Care Unit (CAM-ICU)[J].Anaesthesist,2018(57):464-474.

第五节　心理评估

我国心脏病的发病率和死亡率逐年上升，已成为一个重大社会问题。而且随着社会节奏的加快，人们工作生活压力的增加，情志心理问题也日益突出。抑郁、焦虑等负性情绪在心脏病患者中普遍存在。这些不良情绪在诱发或加重心脏病病情进展的同时，也会降低心脏康复训练的效果，影响康复进度，常常不能达到良好的康复效果，从而降低患者的生活质量。大量研究分析发现，焦虑是冠心病和心源性死亡的独立危险因素，而抑郁可以使冠心病发病和心源性死亡的风险显著增加。近些年来随着临床对冠心病患者心理因素重视程度的不断增加，心理干预、教育督导等康复手段对于改善心脏病患者抑郁、焦虑等负性情绪的效果已逐渐得到了认可。因此在治疗心血管疾病时应关注患者的心理状况，必要时加以干预。

一、抑郁症

抑郁症与心血管疾病的发展和预后存在密切关系。抑郁症既可以伴随心脏病的诊断，也可以增加患心脏病的风险。美国心脏协会(American Heart Association，AHA)发表了一份科学声明，建议将抑郁症提升到官方危险因素状态，抑郁症可与高胆固醇血症、高血压等传统心血管危险因素相媲美。冠心病患者抑郁发生率为15%~40%，明显高于普通人群(2.3%~9.3%)。在心梗或心脏直视手术后，患者可能抑郁，导致情绪低落。当他们心理改善，并能够恢复更多的日常生活活动时，这种沮丧的情绪就会得到改善。研究表明，抑郁是心肌梗死5年后心脏相关死亡率的最佳心理预测因子，加重心脏病的严重程度，提高心脏病复发率。抑郁症状也与心脏康复护理呈负相关，与未能完成心脏康复呈正相关。

一、焦虑症

大量数据支持焦虑是冠心病的危险因素。研究表明，冠状动脉旁路移植术（coronary artery bypass grafting，CABG）手术前，28%~55%的患者有焦虑症状，3个月后仍有1/3的患者出现临床相关症状。心肌梗死后，36%的女性和19%的男性在焦虑筛查中呈阳性。同样，焦虑在心力衰竭患者中也很常见。恐慌症发作症状通常模拟心脏症状，如心悸、心跳加速、出汗、颤抖、呼吸短促、窒息、胸痛或不适、恶心、头晕或头痛、害怕失控或发疯、害怕死亡、麻木或刺痛、发冷或发烫。在一般人群中，只有不到4%的人患有可诊断的恐慌症，而15%~20%的急诊室胸痛患者被诊断为恐慌症。

约15%心肌梗死和心脏外科患者在心脏事件发生后的一年内出现创伤后应激障碍(post-traumatic stress disorder，PTSD)，心脏疾病患者的不良医疗结果与PTSD有关。PTSD经常未被诊断，导致患者生活质量差，可以通过心理疏导和药物治疗加以改善。

二、睡眠障碍

心脏手术或心脏事件后，睡眠问题很常见。有些患者是手术切口或心脏相关疼痛导致的睡眠障碍，还可能有其他与心脏手术无关的身体疼痛。一些睡眠方面的基本教育或放松技术，可能让患者较容易入睡。当然，还需要排除抑郁和焦虑伴睡眠障碍。

目前对睡眠障碍的诊断，尤其是失眠的临床诊断，主要通过患者主诉和医生问诊来诊断评估。在诊断和治疗前或治疗中对失眠或过度嗜睡患者的睡眠状况评估进行了系统的临床研究，产生了一系列睡眠评估量表，来了解和评价患者的不良社会心理因素、行为模式、睡眠卫生对睡眠的影响，用于日常临床诊断和治疗工作。匹兹堡睡眠质量指数量表（附录1）在欧美各睡眠障碍中心作为常规评定手段来评估失眠患者。

四、心理和睡眠评估

目前应用于焦虑、抑郁量化评估的心理评估工具较多，它们对心境障碍真实状况的识别能力在多年的临床实践中已得到了充分验证，具有较高的有效性与可靠性。通过仔细评估可以评定出情感障碍的主要症状内容及严重程度。评定结果可以作为临床医生进行诊断和治疗的辅助判断指标。本文列举临床比较实用、操作简便的部分量化评估表格，如躯体化症状自评量表（附录2）、综合医院焦虑抑郁量表（附录3）、健康问卷9项（附录4）、广泛性焦虑量表（附录5）等，用来帮助医生及患者了解心理状况，以便做出诊断和治疗。

（许德星　尤晶晶）

参考文献

[1] WILLIAMS R,MURRAY A.Prevalence of depression after spinal cord injury: a meta-analysis[J].Archives of Physical Medicine and Rehabilitation,2015, 96(1):133-140.

[2] STEFANO,PAOLUCCI.Epidemiology and treatment of post-stroke depression[J]. Neuropsychiatric disease and treatment,2008,4(1):145-154.

[3] SERRANO S,DOMINGO J,RODRIGUEZ-GARCIA E,et al.Frequency of cognitive impairment without dementia in patients with stroke: a two-year follow-up study[J]. Stroke:A Journal of Cerebral Circulation,2007,38(1):105-110.

[4] CELANO,CHRISTOPHER M,MILLSTEIN,et al.Association between anxiety and mortality in patients with coronary artery disease:A meta-analysis[J].American Heart Journal,2015, 170(6):1105-1115.

[5] SPITZER R L,KROENKE K,WILLIAMS J B W,et al.A brief measure for assessing generalized anxiety disorder: the GAD-7[J]. Archives of Internal Medicine,2006, 166(10):1092-1097.

[6] BYRNE G J,PACHANA N A.Development and validation of a short form of the

Geriatric Anxiety Inventory-the GAI-SF[J].International Psychogeriatrics, 2011, 23(01):125-131.

[7] CUIJPERS P,VOGELZANGS N,TWISK J,et al.Comprehensive Meta-Analysis of Excess Mortality in Depression in the General Community Versus Patients With Specific Illnesses[J].American Journal of Psychiatry,2014,171(4):453-462.

第六节　烟草依赖评估

　　控制吸烟，包括防止吸烟和促使吸烟者戒烟，是人群疾病预防和个体保健最重要的措施。大量研究表明，戒烟可降低或消除吸烟导致的健康危害。任何人在任何年龄戒烟均可获益，且戒烟时间越早、持续时间越长，健康获益就越大。应使广大公众及吸烟者深刻认识到吸烟与二手烟暴露对健康的危害，促使人们努力创建家庭、单位和社会的无烟环境，并鼓励吸烟者积极尝试戒烟。

　　戒烟意愿是吸烟者本人成功戒烟的基础。然而，对于大部分吸烟者，尤其是已经罹患烟草依赖的吸烟者，戒烟是非常困难的，需要专业化戒烟干预。有效的专业化戒烟干预能够强化吸烟者戒烟的信心和决心，帮助其缓解戒断症状，解决戒烟过程中的问题，并将健康教育贯穿于戒烟干预的全过程，从而提高戒烟的成功率。

一、烟草依赖的表现

　　烟草依赖表现在躯体依赖和心理依赖两方面。躯体依赖表现为：吸烟者在停止吸烟或减少吸烟量后，出现一系列难以忍受的戒断症状，包括吸烟渴求、焦虑、抑郁、不安、头痛、唾液腺分泌增加、注意力不集中、睡眠障碍等。一般情况下，戒断症状可在停止吸烟后数小时开始出现，在戒烟最初14d内表现最强烈，之后逐渐减轻，直至消失。大多数戒断症状持续时间为1个月左右，但部分患者对吸烟的渴求会持续1年以上。心理依赖又称精神依赖，俗称"心瘾"，表现为主观上强烈渴求吸烟。烟草依赖者出现戒断症状后若再吸烟，会减轻或消除戒断症状，破坏戒烟进程。

二、烟草依赖的诊断标准

参照国际疾病分类–10（international classification of diseases, ICD）中关于药物依赖的诊断条件，烟草依赖的临床诊断标准为：在过去1年内体验过或表现出下列6项中的至少3项。

（1）强烈渴求吸烟。

（2）难以控制吸烟行为。

（3）当停止吸烟或减少吸烟量后，出现戒断症状。

（4）出现烟草耐受表现，即需要增加吸烟量才能获得过去吸较少量烟即可获得的吸烟感受。

（5）为吸烟而放弃或减少其他活动及喜好。

（6）不顾吸烟的危害而坚持吸烟。

三、烟草依赖严重程度的评估

对于存在烟草依赖的患者，可根据尼古丁依赖程度评估量表（附录6）评估其严重程度。

对于暂时没有戒烟意愿的吸烟者采取"5R"干预措施增强其戒烟动机，"5R"包括以下几个方面。①相关（relevance）：使吸烟者认识到戒烟与其自身和家人的健康密切相关。②危害（risk）：使吸烟者认识到吸烟严重危害健康。③益处（rewards）：使吸烟者认识到戒烟的健康益处。④障碍（roadblocks）：使吸烟者知晓和预估在戒烟过程中可能会遇到的问题和障碍。同时，让他们了解现有的戒烟干预方法（如咨询和药物治疗）可以帮助他们克服这些障碍。⑤反复（repetition）：反复对吸烟者进行上述戒烟动机干预。医生首先要了解吸烟者的感受和想法，把握其心理。医生应对吸烟者进行引导，强调吸烟的危害、戒烟的目的和意义，解除其犹豫心理，使之产生强烈的戒烟愿望并付诸行动。

对于愿意戒烟的吸烟者采取"5A"戒烟干预方案，"5A"包括以下几个方面。①询问（ask）并记录所有就医者的吸烟情况。②建议（advise）所有吸烟者必须戒烟，明确指出吸烟可导致多种疾病，吸低焦油卷烟、中草药卷烟同样危害健康，偶尔吸烟也危害健康，任何年龄戒烟均可获益，戒烟时间越早越好；强烈建议现在必须戒烟，戒烟是为健康所做的最重要的事情之一；个体化劝诫是将吸烟与就医者最关心的问题联系起来，如目前的症状、对健康的忧虑、经济花费、二手烟暴露对家庭成员及他人的不良影响等。③评估（assess）吸烟者的戒烟意愿。④提供戒烟帮助（assist）：向吸烟者提供实用的戒烟咨询；向吸烟者提供戒烟资料，介绍戒烟热线（全国戒烟热线400-808-5531、400-888-5531，卫生热线12320）；推荐有戒烟意愿的吸烟者使用戒烟药物。⑤安排（arrange）随访：吸烟者开始戒烟后，应安排至少6个月的随访，6个月内随访次数不宜少于6次。随访的形式可以是要求戒烟者到戒烟门诊复诊或通过电话了解其戒烟情况。

（许德星　尤晶晶）

参考文献

[1] Ministry of Health of People's Republic of China.Report on health hazards of smoking of China[M].Beijing: People's Medical Publishing House, 2012.

[2] Ministry of Health.The New Zealand guidelines for helping people to stop smoking[M]. Wellington: Ministry of Health,2014.

[3] TODD,F,HEATHERTON,et al.Measuring the Heaviness of Smoking: using self-reported time to the first cigarette of the day and number of cigarettes smoked per

day[J].British Journal of Addiction,1989,84(7):791-800.

[4] SARNA L P,BROWN J K,LILLINGTON L,et al.Tobacco interventions by oncology nurses in clinical practice[J].Cancer,2000,89(4):881-889.

[5] HEATHERTON T,KOZLOWSKI L,FRECKER R,et al.The fagerstroem test for nicotine dependence:a revision of the fagerstroem tolerance questionnaire[J].British Journal of Addiction,1991,86(9):1119-1127.

[6] Clinical Practice Guideline Treating Tobacco Use and Dependence 2008 Update Panel,Liaisons,and Staff.A clinical practice guideline for treating tobacco use and dependence：2008 update.A U.S.Public Health Service report[J].Am J Prev Med,2008, 35(2):158-176.

[7] YU X,XIAO D,LI B,et al.Evaluation of the Chinese versions of the Minnesota nicotine withdrawal scale and the questionnaire on smoking urges-brief[J].Nicotine Tob Res,2010,12(6): 630-634.

第七节　营养评估

　　膳食营养是影响心血管疾病的主要因素之一，在各种疾病的康复中占据举足轻重的地位，对于心脏康复也不例外。心血管疾病包括高血压、高脂血症、动脉粥样硬化、冠心病、心力衰竭（简称心衰）等。现有的循证医学证据表明，从膳食中摄取的能量、饱和脂肪酸和胆固醇过多，蔬菜、水果摄入不足等，都会增加心血管病发生的风险，而科学合理的膳食可降低心血管疾病风险。健康的生活方式行为（包括合理膳食）是预防和治疗心血管疾病的基石。医学营养治疗（medical nutrition therapy，MNT）与药物治疗、手术治疗一样，在疾病的康复中发挥重要作用。MNT现已成为心血管疾病一级预防、二级预防和康复的手段，通过MNT可以减少心血管疾病的危险因素、降低心血管疾病发生的风险。MNT作为心血管疾病二级预防的措施之一，能降低冠心病的发病率和死亡率。因此，我国与许多国家的医学专业学会或协会都将膳食干预和生活方式治疗纳入心血管疾病一级预防、二级预防和康复之中。

一、营养与心血管风险

健康营养在改善心脏事件后心血管风险方面起着至关重要的作用。研究表明，规律运动和健康营养的结合显著减缓了冠心病的进程。增加蔬菜和水果的摄入量、控制饮食中的脂肪含量也是管理其他心脏病危险因素的关键，例如高血压、2 型糖尿病和许多类型的血脂异常。

心脏康复中营养咨询的核心成分应包括以下几个方面。①评估：评估卡路里和营养摄入，评估饮食习惯，评估干预目标等。②干预：制定针对一般心脏健康建议和具体的减少风险的个体化饮食计划，为参与者和家庭提供咨询，纳入行为改变。③预期成果：参与者了解基本饮食原则，计划解决饮食行为问题，坚持合理饮食。

二、饮食摄入与心脏病防治

学者们已经对许多不同的营养成分对冠心病的影响和相关的危险因素进行了广泛的研究。研究表明，蔬菜、水果和全谷类食物的摄入量增加，用未氢化的不饱和脂肪代替饱和脂肪，增加 ω-3 脂肪酸的摄入量是预防冠心病的主要有效饮食策略。此外，每日摄入低脂奶制品有助于控制血压，如有需要，亦可协助体重管理。

（一）蔬菜、水果

大量研究表明，富含蔬菜和水果的饮食与冠心病预防及其相关危险因素有关。在一项大规模的流行病学研究中，冠心病风险与蔬菜、水果的摄入量之间存在显著的负相关关系。特别有益的是绿叶蔬菜、富含维生素 C 的蔬菜和水果。在具有里程碑意义的高血压防治计划（dietary approaches to stop hypertension，DASH）试验中，在增加健康饮食行为的前提下，蔬菜和水果的消费量增加，血压水平显著下降。学者们认为，将蔬菜和水果纳入饮食的有益影响部分来自提供钾、纤维、植物化学物质和取代不健康的食物选择。

关于在饮食中纳入更多蔬菜和水果的咨询参与者应包括几个关键因素。首先，在尊重人的尊严的同时，讨论参与者采购蔬菜和水果的能力是很重要的。共同探索增加蔬菜和水果摄入量的可行选择，例如选择廉价的制剂(罐装或冷冻)，选择季节内的品种等。第二，强调以健康和有吸引力的方式为蔬菜、水果服务的重要性。人们常常通过在食物准备过程中添加大量的脂肪和糖来抵消蔬菜、水果被纳入饮食中所带来的好处。第三，淀粉类蔬菜如玉米、土豆和豆类，应被视为淀粉食物组而不是蔬菜食物组。淀粉蔬菜，顾名思义是指其碳水化合物和卡路里含量类似于其他淀粉。当制定一份膳食计划时，血糖管理是膳食组成中的重要因素。非淀粉蔬菜的卡路里含量很低，即使在体重管理的背景下，也可以自由食用。最后，鼓励选择"整个的"蔬菜和水果。"整个的"蔬菜和水果提供的额外好处是增加饱腹感。一般来说，摄入水果过量的情况很少发生，只有参与者摄入的果汁或水果干超过推荐量时，才会出现过量的情况。对许多心脏康复参与者来说，增加健康蔬菜、水果的摄入往往是一种新的体验。通过教育和咨询来提高他们的自我效能，建立这些新习惯对促进他们最终的成功至关重要。

(二)膳食脂肪

研究表明，高饱和脂肪酸饮食和反式脂肪是发生冠心病的重要风险因素，而健康的单不饱和脂肪和多不饱和脂肪可以降低风险。极低脂肪膳食有助于达到降脂目标。在二级预防中，这类膳食也可以辅助药物治疗，这类饮食中含有最低限度的动物食品，其中饱和脂肪酸、胆固醇及总脂肪的摄入量均非常低，主要食用低脂肪的谷物、豆类、蔬菜、水果、蛋清和脱脂乳制品，通常称之为"奶蛋素食疗法"。对于有他汀类药物禁忌证的患者可以选择极低脂肪膳食进行治疗，或由临床医生根据病情选择。植物来源的 ω–3 脂肪酸也在冠心病的二级预防的范畴，重要的是鼓励患者增加饮食中的 ω–3 脂肪酸。

（三）乳制品

乳制品在控制血压和体重方面发挥作用。在富含蔬菜和水果的饮食中添加低脂乳制品，如牛奶和酸奶，会降低心脏疾病的风险。在维持体重方面，研究指出，在基本饮食中加入 2~3 份低脂奶制品，比采用基本饮食方法的受试者血压的降幅增加 1 倍以上。虽然乳制品对控制血压有积极影响，但最新研究表明，当需要减肥时，乳制品可能会有更多的降低风险的好处。

最新的研究支持钙、低脂乳制品在体重和身体脂肪质量管理中的作用。在能量限制条件下，添加乳制品可使总体脂肪损失和躯干脂肪损失分别提高 61% 和 81%。如果保持能量摄入不变，并通过每天添加三份奶制品增加次优钙摄入量，则体脂质量下降 5.4%，其中躯干区下降 4.6%，而体重保持稳定。

（四）全麦淀粉

淀粉是健康饮食的重要组成部分，因为它们提供某些基本营养，并作为一种重要的能源，在饱腹感中起着重要的作用。精细化谷物的营养被剥夺，而全谷物则提供了丰富的营养、植物化学物质和纤维。

将全谷类和谷类纤维纳入饮食中可降低患心脏病风险。逐步构建在饮食中引入或增加全谷物产品的模式，其目标是在全谷物产品饮食中至少有一半的淀粉供应。让参与者开始检查当前消费的淀粉产品并确定需要改变的领域是有益的。最初的增长可能来自全麦早餐麦片与精制谷类食品的混合，或者购买全谷物面食。最终，随着味觉和胃肠道的调整，参与者可以继续过渡到进食更多全谷物产品的模式。

（五）其他有关膳食成分

1. 甾烷醇和固醇类

植物甾烷醇和固醇类是天然存在于植物油、谷类、蔬菜和水果中的有机化合物。此外，它们现在被添加到产品中，如人造黄油和橙汁。它们的胆固醇样结构干扰了胆固醇的吸收。这种降低吸收的净效果便低密度脂蛋白胆固醇降低 6%~15%。美国国家胆固醇教育计划专家建议每天食用 2g 植物甾烷醇和固醇类作为管理低密度脂蛋白胆固醇的一种治疗选择。

2. 酒精

虽然饮酒和减少心脏事件的相关性已经在大众媒体上广为宣传，并得到了几项研究的支持，但不建议在心脏康复患者的饮食中添加酒精。许多研究发现适度饮酒具有潜在益处，可能错误高估了饮酒的益处。

3. 钠

大量研究表明，钠是心脏病的危险因素，减少钠的摄入有显著的降压作用。美国心脏协会建议每天摄入不超过 2400mg 的钠。为了保持在建议摄入量以下，建议心脏康复参与者远离高钠调味料、罐装肉类、汤、蔬菜及咸味小吃，避免在烹饪或就餐时添加盐。鼓励参与者试验低钠风味剂，以保持或增加食物的风味。

脂肪餐评估表见附录 7。

（许德星 尤晶晶）

参考文献

[1] LALONDE F.Guidelines for Cardiac Rehabilitation and Secondary Prevention Programs [J].Journal of the American Osteopathic Association,2012,112(11):753-754.

[2] HU F B,BRONNER L,WILLETT W C,et al.Fish and omega-3 fatty acid intake and

risk of coronary heart disease in women[J].Jama,2002,11(4):31.

[3] HOWARD B V, VAN H L, HSIA J, et al.Low-Fat Dietary Pattern and Risk of Cardiovascular Disease:The Women's Health Initiative Randomized Controlled Dietary Modification Trial[J].OBSTETRICAL &GYNECOLOGICAL SURVEY,2006,61(7):451-453.

[4] SHEPHERD,JAMES, BLAUW,et al.Pravastatin in elderly individuals at risk of vascular disease (PROSPER): a randomised controlled trial[J].Lancet, 2002,360(9346):1623-1630.

[5] LEON A S,FRANKLIN B A,COSTA F,et al.Cardiac rehabilitation and secondary prevention of coronary heart disease: an American Heart Association scientific statement from the Council on Clinical Cardiology (Subcommittee on Exercise, Cardiac Rehabilitation, and Prevention) and the Council on Nutrition, Physical Activity, and Metabolism (Subcommittee on Physical Activity), in collaboration with the American association of Cardiovascular and Pulmonary Rehabilitation[J]. Circulation, 2005,111(3):369-376.

[6] BALADY G J,WILLIAMS M A,ADES PA,et al.Core components of cardiac rehabilitation/secondary prevention programs: 2007 update: a scientific statement from the American Heart Association Exercise, Cardiac Rehabilitation, and Prevention Committee, the Council on Clinical Cardiology; the Councils on Cardiovascular Nursing, Epidemiology and Prevention, and Nutrition, Physical Activity, and Metabolism; and the American Association of Cardiovascular and Pulmonary Rehabilitation[J]. Circulation,2007,115(20):2675-2682.

[7] NORDMANN A J,NORDMANN A,BRIEL M,et al.Effects of low-carbohydrate vs low-fat diets on weight loss and cardiovascular risk factors:a meta-analysis of randomized controlled trials[J].Archives of Internal Medicine,2006,166(3):285-293.

第八节 日常生活活动能力评估

日常生活活动是指人们在每日生活中，为了照料自己的衣、食、住、行，保持个人卫生整洁和进行独立的社区活动所必需的一系列基本活动，是人们为了维持生存及适应环境而每天必须进行的最基本的、最具有共性的活动。常用评定方法为 Barthel 指数评定（Barthel Index, BI），详见附录 8。

BI 是国际康复医学界常用的评定方法，经过多年临床应用，医务工作者认为该评定方法简单易掌握，信度、效度和灵敏度均较高，可用于预测治疗效果、住院时间和评估预后。BI 是通过对进食、洗澡、修饰、控制大小便、用厕、床椅转移、平地行走及上、下楼梯等 10 项活动独立程度打分的方法来区分等级的，根据是否需要帮助及帮助程度分为 0 分、5 分、10 分、15 分四个功能等级。总分 100 分为正常；0 分表示完全依赖；大于 60 分为轻度功能障碍，提示生活基本自理，是能否独立的分界点；41~60 分为中度功能障碍，生活需要帮助；20~40 分为重度功能障碍，生活依赖明显；20 分以下为完全残疾，生活完全依赖。得分越高，独立性越强，依赖性越小。

（许德星　尤晶晶）

参考文献

[1] 陈伟伟,高润霖,刘力生,等.中国心血管病报告 2021 概要[J].中国循环杂志, 2022,37(6):553-578.

[2] WANG W,WANG D,LIU H,et al.Trend of declining stroke mortality in China:reasons and analysis[J].Stroke and Vascular Neurology,2017,2(3):132-139.

[3] BARNES.Oxford Handbook of Rehabilitation Medicine[J].European Journal of Neurology,2015,12(7):573-574.

[4] MARTIN E S,NUGENT C,BOND R,et al.Evaluation of the Barthel Index Presented on Paper and Developed Digitally[J].2014:249-254.

[5] RETHORST C D,WIPFLI B M,LANDERS D M.The antidepressive effects of exercise: a meta-analysis of randomized trials[J].Sports Medicine,2009,39(6):491-511.

[6] BARILE J P,THOMPSON W W,ZACK M M,et al.Activities of Daily Living,Chronic Medical Conditions, and Health-Related Quality of Life in Older Adults[J].J Ambul Care Manage,2012,35(4):292-303.

[7] ADAJI E E,AHANKARI A,MYLES P.An Investigation to Identify Potential Risk Factors Associated with Common Chronic Diseases Among the Older Population in India[J]. Indian Journal of Community Medicine Official Publication of Indian Association of Preventive&Social Medicine,2017,42(1):46−52.

[8] GIAMPAOLI S,PALMIERI L,DONFRANCESCO C,et al.Cardiovascular health in Italy.Ten−year surveillance of cardiovascular diseases and risk factors:Osservatorio Epidemiologico Cardiovascolare/Health Examination Survey 1998−2012[J].European Journal of Preventive Cardiology,2015,22(2):9−37.

[9] LIU H,BYLES J E,XU X,et al.Evaluation of successful aging among older people in China:Results from China health and retire−ment longitudinal study[J].Geriatr Gerontol Int,2017,17(8):1183−1190.

[10] VAN D V A,ZIJLSTRA G A,WITTE N,et al.Limitations in activities of daily living in community−dwelling people aged 75 and over:a systematic literature review of risk and protective factors[J].PLos One,2016,11(10):e0165127.

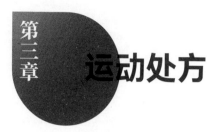

第三章

运动处方

　　运动处方是医生、康复治疗师、体育指导者分别根据患者、运动员、健身者的年龄、性别、心肺功能状态、运动器官功能水平、身体健康状况及锻炼经历等，以处方的形式制定的系统化、个体化的运动方案。

　　运动疗法是康复的基石，遵循科学的运动处方是患者康复安全有效的保障。运动疗法也存在一定的风险，因此选择合适的运动处方是关键。就像药物处方一样，要根据个人的健康和身体机能状况，结合运动项目的特点，开出适合个人的运动项目、运动强度、运动时间和频率的带诊断性的处方。运动处方应考虑运动的安全性、有效性，身体机能的维持和提高，应有相应的实施程序和注意事项。

第一节　运动处方的 FITT-VP 基本原则

　　FITT-VP 原则包括了运动的频率 (frequency)、强度 (intensity)、时间 (time)、类型 (type)、运动总量（volume）和进展 (progression)。使用 FITT-VP 原则制订运动处方时，需要根据下列因素对处方进行修改，包括个体的反应、需要、限制、运动适应性及运动计划的目的和目标的改变。FITT-VP 原则体现了运动处方的可调整性，使其适合参与者的个体化特色。

（1）运动获益与运动量密切相关，运动量通常定义为每周运动训练能量消耗的总量。

（2）在有氧运动训练中通常以每周消耗能量的千卡作为定义运动量的一种手段。

（3）对于一般人群，指南建议每周至少1000kcal（1kcal=4.184kJ）运动量维持机体健康。

（4）对于心脏康复患者来说，每周至少消耗1500kcal能量。

（5）另一种计算运动量的方法是计算运动过程中每分钟的代谢当量（Met-min）。例如，患者在3代谢当量（metabolic equivalent，Met）的运动强度下运动10min，总运动量为30Met-min。

研究表明，每周的运动量在500~1000Met-min，可对人体产生明显好处，如降低冠心病的发病率和早期死亡率。

第二节   运动处方的注意事项

（1）从低强度、短持续时间开始。

（2）运动进展需个体化，且应为患者接受并耐受，对于体能较差的患者，运动进展需更加保守。

（3）对于体弱的患者，可先从力量训练开始。

（4）根据患者运动危险分层实行监护。

（5）因疾病无法进行运动者，至少应进行能耐受的身体活动以避免久坐。

（6）安全第一，预防摔倒、持续监护很重要。

第三节 运动训练的基本组成

一、热身

此阶段由 5~10min 的低强度（< 40% VO_2R）到中等强度 (40%~59% VO_2R) 的有氧运动和肌肉耐力活动组成，目的是提高体温和减少运动后肌肉酸痛或肌肉僵硬的发生。

二、训练内容

至少 20~60min 有氧运动（也可以多次累计达到 20~60min，但每次不少于 10min）及抗阻训练。（见表 3-3-1）

表 3-3-1 健康成年人运动建议

运动频率	运动项目
至少 5d/ 周	中等强度有氧运动（包括心血管耐力运动）、负重训练、柔韧性训练
至少 3d/ 周	较大强度（> 60% VO_2R）有氧运动、负重训练、柔韧性训练
3~5d/ 周	中等强度和较大强度相结合的有氧运动、负重训练、柔韧性训练
2~3d/ 周	肌肉力量和肌肉耐力训练、抗阻训练，柔软体操、平衡性和灵活性运动

三、整理活动

至少 5~10min，包括小到中等强度的心肺和肌肉耐力活动。

四、拉伸

在整理活动之后进行至少 10min 的拉伸活动。

（林汉燕）

参考文献

[1] GARBER C E,BLISSMER B,DESCHENES M R,et al.Quantity and Quality of Exercise for Developing and Maintaining Cardiorespiratory, Musculoskeletal, and Neuromotor Fitness in Apparently Healthy Adults[J].Medicine & Science in Sports & Exercise,2011,43(7):1334-1359.

[2] 步斌,侯乐荣,周学兰等.运动处方研究进展[J].中国循证医学杂志,2010(12):1359-1366.

[3] HASKELL W L,LEE I M,PATE R R,et al.Physical activity and public health:updated recommendation for adults from the American College of Sports Medicine and the American Heart Association[J].Circulation,2007,116(9):1081-1093.

[4] NELSON M E,REJESKI W J,BLAIR S N,et al.Physical Activity and Public Health in Older Adults[J].Medicine & Science in Sports & Exercise,2007,39(8):1435-1445.

第四章 心血管系统疾病的物理疗法

第一节　心脏康复分期

　　心脏康复方案可分为3期。①Ⅰ期心脏康复：是指严密监护下的住院期康复计划，主要集中于医疗护理、体力活动的恢复、危险因素和心理因素的评估及教育。持续时间为5~14d，分为急性期和亚急性期。出院前进行心肺功能测定，决定心脏康复的危险分层和实施的监控策略。②Ⅱ期心脏康复：本期是紧随出院后的康复期，时限由危险分层和所需的监测来决定，一般3~6个月，可以定义为康复治疗的紧密监护期，多在有康复设施的门诊进行，也可到康复医院进行。③Ⅲ期心脏康复：继续进行耐力训练和危险因素的控制，此期心电监护仅在康复治疗出现症状时进行。维持期患者的运动耐力已进入平台期，其危险因素的管理已基本达标或稳定，维持期康复是否实施可根据个体结果和医疗需要来决定。（见表4-1-1）

一、Ⅰ期心脏康复

　　Ⅰ期心脏康复，即院内康复。适应证包括以下几种。①病情稳定的各型冠状动脉粥样硬化性心脏病：无症状性心肌缺血、稳定型心绞痛、急性冠脉综合征、急性心肌梗死恢复期、冠状动脉血运重建术后、陈旧性心肌梗死。②风湿性心脏病心脏瓣膜置换术后。③病情稳定的慢性心力衰竭。④外周血管疾病，如间歇性跛行。⑤存在冠心病危险因素者，如高血压、血脂异常、糖尿病、肥胖等。符合适应证患者应尽早启动Ⅰ期心脏康复治疗。

住院患者开始心脏康复指征：过去 8h 内没有新的或再发胸痛，肌钙蛋白水平无进一步升高，没有出现新的心功能失代偿表现（静息时呼吸困难伴湿啰音），没有新的明显的心律失常或心电图动态改变，静息心率 50~100 次 /min，静息血压 90~150/60~100mmHg，血氧饱和度 >95%。

二、Ⅱ期心脏康复

Ⅱ期心脏康复即院外早期康复或门诊康复，需掌握其适应证和禁忌证。

（1）适应证：ST 段抬高型心肌梗死、非 ST 段抬高型急性冠状动脉综合征、稳定型心绞痛、CABG 后、经皮冠状动脉介入治疗（percutaneous coronary intervention，PCI）后、缺血性心肌病、慢性收缩性心力衰竭、心脏猝死综合征、下肢动脉闭塞症、心血管风险评估高危个体。

（2）禁忌证：不稳定型心绞痛、安静时收缩压＞200mmHg 或舒张压＞110mmHg、直立后血压下降＞20mmHg 并伴有症状、重度主动脉瓣狭窄、急性全身疾病或发热、未控制的严重房性或室性心律失常、未控制的明显窦性心动过速（＞120 次 /min）、未控制的心力衰竭、Ⅲ度房室传导阻滞且未置入起搏器、活动性心包炎或心肌炎、血栓性静脉炎、近期血栓栓塞、安静时 ST 段压低或抬高（＞2mm）、严重的可限制运动能力的运动系统异常、急性甲状腺炎、低血钾、高血钾或血容量不足。

三、Ⅲ期心脏康复

Ⅲ期心脏康复，即院外维持期康复，这一期也称社区或家庭康复期。这个时期，部分患者已经恢复到可重新工作及参与日常生活，而为了预防疾病再复发及再住院，应该坚持将Ⅱ期康复的内容持续下去，五大处方特别是运动康复尤为关键，此康复期持续终身，运动、服药需维持终身不能停止。

表 4-1-1　心脏康复分期

阶段	时间	目标	内容	注意事项
Ⅰ期心脏康复	病情稳定者：择期 PCI 前或 PCI 后 24h 内。病情不稳定者：PCI 后 3~7d 或酌情决定	提高机体心肺功能储备，增强手术耐受力，缩短住院时间，促进日常生活能力与运动功能恢复，预防并发症，为Ⅱ期康复做准备	①评估：一般临床评价、危险因素。②教育：生存教育、戒烟。③运动康复及日常生活指导四步计划。④出院计划：出院运动及日常生活指导、运动功能状态评估、复诊计划	必须在心电、血压监护下进行，运动量以心率控制在较静息心率增加 20 次 /min 左右为宜，同时患者感觉不太费力（Borg 呼吸困难评分 < 12 分）
Ⅱ期心脏康复	出院后 1~6 个月　或 PCI 后 2~5 周	最大程度地恢复或提高患者日常生活及运动能力，实施综合措施以控制危险因素，促进患者回归社会	①一般临床评估。②CPET 及危险分层。③纠正不良生活方式。④用药管理。⑤常规运动康复：有氧训练、抗阻训练、柔韧性训练、协调训练、平衡训练等。⑥日常生活指导。⑦工作能力指导。⑧其他康复方法	根据危险分层在选择性心电、血压监护下进行中等强度运动，推荐 3 个月内运动康复次数为 36 次（不能 < 25 次）；3 个月后需调整运动处方，复查心肺运动储备功能，判断患者预后，并在此基础上调整运动强度

续表

阶段	时间	目标	内容	注意事项
Ⅲ期心脏康复	门诊康复后或发生心血管事件1年后	预防心血管事件再发，形成健康的生活和运动习惯，促进社会、心理状态恢复	①运动康复。②危险因素控制。③循证用药。④定期复诊	可以在家中进行、根据危险分层选择是否进行医学监护（一般不需要进行医学监护）

注：PCI 经皮冠状动脉介入术；CPET 心肺运动试验。

（林守卫　叶晓梅）

参考文献

[1] 中国康复医学会心血管病专业委员会.中国心脏康复与二级预防指南(2018版)[M]. 北京: 北京大学医学出版社，2018:107-114.

第二节　心脏康复五大处方

中国康复医学会心脏康复委员会根据心脏康复的内涵，提炼出五大康复处方概念，包括药物处方、运动处方、营养处方、戒烟处方和心理处方。

一、药物处方

国内外冠心病指南一致强调，改善冠心病患者预后重要措施是充分使用有循证医学证据的二级预防药物。目前我国冠心病患者二级预防用药状况非常不理想。如何改善用药现状，需要我们不断总结经验教训，循证用药，控制心血管危险因素。心血管保护药物包括阿司匹林、氯吡格雷、替格瑞洛、β 受体阻滞剂、他汀类药物、血管紧张素转化酶抑制剂、血管紧张素受体脑啡肽酶抑制剂等。

二、运动处方

运动康复是心脏康复的重要组成部分，安全有效的运动能显著提高患者的运动能力、改善症状和心功能。目前我国心血管医生缺乏运动指导经验，我国心脏病患者的运动常处于两极分化状态，大部分患者不敢运动，少部分患者又运动过量。如何为患者开具个体化的运动处方，值得临床医生学习。对于心脏康复患者来说，心脏康复的目标是提高心肺运动耐量和防止动脉粥样硬化的进展。

美国心肺康复学会提出关于运动量渐进性方案，具体建议如下。

（1）为每个患者制定个性化渐进性运动方案。

（2）每周对运动方案进行 1 次调整。

（3）一般来说，每次只对运动处方的 1 项内容（如时间、频率、强度）进行调整。

（4）每次增加有氧运动的持续时间 1~5min，直到达到目标值。

（5）每次增加 5%~10% 的强度和持续时间，一般耐受性良好。

（6）建议首先增加有氧运动的持续时间至预期目标，然后增加强度或频率。

三、营养处方

膳食营养是影响心血管病的主要环境因素之一。总能量、饱和脂肪和胆固醇摄入过多，蔬菜水果摄入不足等会增加心血管病的发生风险，合理科学膳食可降低心血管病风险。医学营养治疗、治疗性生活方式改变是二级预防的措施，能降低冠心病的发病率和病死率，且经济、简单、有效、无副作用。心脏康复专业人员应掌握营养素与心血管疾病健康的关系及营养评估和处方制订方案。对于患者的营养处方建议，应根据患者的文化、喜好及心血管保护性饮食的原则制定。

四、戒烟处方

戒烟可降低心血管疾病发病和死亡风险。戒烟的长期获益至少等同于目前常用的冠心病二级预防药物如阿司匹林和他汀类药物，戒烟也是挽救生命最经济有效的干预手段。作为冠心病一级预防和二级预防的最重要措施之一，戒烟具有优良的成本效益比。面对吸烟患者，需用明确清晰的态度建议患者戒烟。药物结合行为干预疗法会提高戒烟成功率。

基于戒断症状对心血管系统的影响，建议有心血管病史且吸烟的患者使用戒烟药物辅助戒烟（一线戒烟药物：盐酸伐尼克兰、盐酸安非他酮，尼古丁替代疗法），以减弱神经内分泌紊乱对心血管系统的损害。

建议所有患者避免暴露在工作、家庭和公共场所的烟草烟雾环境中。

五、心理处方

心内科就诊的患者中，许多患者存在或同时存在精神心理问题。传统的单纯医学模式常忽视精神心理因素，使患者的治疗依从性、临床预后和生活质量明显降低，成为目前心血管医生在临床工作中必须面对且亟待解决的问题。对于评估结果提示为重度焦虑抑郁（PHQ-9或GAD-7 ≥ 15分）的患者，请精神专科会诊或转精神专科治疗。

对于评估结果为轻度焦虑抑郁的患者（PHQ-9或GAD-7评分5~9分）或中度焦虑抑郁患者（PHQ-9或GAD-7评分10~15分），尤其伴有躯体化症状的患者，心脏康复专业人员可先给予对症治疗，包括正确的疾病认知教育、运动治疗和抗抑郁药物对症治疗，推荐首选5-羟色胺再摄取抑制剂、氟哌噻吨美利曲辛片和苯二氮䓬类药物。

第三节　心脏康复物理治疗技术

一、有氧训练

（一）有氧训练的获益

有氧训练获益良多：①使冠状动脉管径增大、弹性增加。②改善血管内皮功能，从而改善冠状动脉的结构和功能。③促进侧支循环建立，代偿性改善冠状动脉供血、供氧能力。④稳定冠状动脉的斑块。⑤增加血液流动性，减少新发病变。⑥有益于控制冠心病的危险因素。

（二）有氧运动处方的制订

有氧运动，如走路、跑步、骑脚踏车及游泳等，可以大量且持续地提升心肺适能。因此，制定合理的有氧运动处方至关重要，需综合考虑以下几种因素。

1. 运动频率和时间

（1）理想的有氧运动频率，建议每周至少三到五天，每天持续20~60min。

（2）在运动计划初始，建议以一周三天、每天持续20min为宜。

（3）每周增加10%是较为理想的进步幅度。

（4）运动应明显维持一段适当强度的时间，这段时间不包含热身和恢复的时间。

2. 运动强度

运动强度的计算可有多种方法，包括心率储备(heart rate reserve，HRR)法、耗氧量储备(oxygen consumption reserve，VO_2R)法、自觉劳累程度、谈话测试、推测的最大心率(maximal heart rate，HRmax)、摄氧量百分比(VO_2%)及代谢当量(metabolic equivalent，MET)法。上述计算运动强度的方法只要使用得当，都可以提高健康和体适能。与其他确定强度的方法相比，HRR和VO_2R能够更准确地反映体力活动的能量消耗率。因此，任何时候可能都有更好的确定强度的方法。但是，在确定 HRR 和 VO_2R 时使用安静心率 (heart rate，HR)、HRmax 和 VO_2，一般不能准确得到 HRR 和 VO_2R 的数值。当无法直接从运动测试中得到准确数据时，使用年龄推测的 HRmax 和估测的 VO_2 可能更实际一些。

3. 处方制订方法

（1）HRR 法：靶 HR=(HRmax/peak−HRrest)× 靶强度 %+HRrest。

例如：HRrest=60 次 /min，HRmax=170 次 /min，靶强度范围为 50%~60%。代入公式得出 THR 范围为 115~126 次 /min。

（2）VO_2R 法：靶 VO_2R=(VO_2max/peak−VO_2rest)× 靶强度 %+VO_2rest。

例如：VO_2rest=3.5ml/(kg·min)，VO_2max=25ml/(kg·min)，靶强度范围为 50%~60%。代入公式得出靶 VO_2R 范围为 14.25~16.4ml/(kg·min)，确定 MET 范围为 1MET=3.5ml/（kg·min），确定靶 MET 范围为 4.1~4.7METs。

（3）最大 HR 法：靶心率 =HRmax/peak× 靶强度 %。

例如：40 岁男性，靶强度范围为 60%~70%。无法通过测试得到 HRmax 时，可代入公式得出 THR 范围为 108~126 次 /min。

（4）峰值 VO_2 法：靶 VO_2=VO_2max/peak× 靶强度 %。

例如：VO_2max=32ml/(kg·min)，靶强度范围为 50%~60%。代入公式得出靶 VO_2R 范围为 16~19.2ml/(kg·min)，MET 范围为 1MET=3.5ml/（kg·min），确定靶 MET 范围为 4.6~5.5METs。

（5）VO_2AT: 相当于 40%~60% peakVO_2，安全有效。

（6）Borg scale 自感劳累分级评分：推荐 Borg RPE 12~16。

4. 运动量

推荐的运动量每周应至少 500~1000MET−min（约每周 150min 中等强度运动）。

5. 进度

（1）在运动计划的开始阶段，建议逐渐增加运动的时间或持续时间。

（2）一般成年人在计划开始的 4~6 周内，每 1~2 周将每次训练时间延长 5~10min。

（3）对运动持续时间、频率、强度进行调整，逐步达到运动目标。

二、抗阻训练

（一）抗阻训练的获益

抗阻训练主要有以下作用。①增加心脏的压力负荷，从而增加心内膜下血流灌注，获得较好的心肌氧供需平衡。②增加骨骼肌质量，提高基础代谢率。③增加骨骼肌力量和耐力，改善运动耐力，帮助患者重返日常生活和回归工作。

（二）抗阻训练的处方制定

1. 频率

每周对每一个大肌群进行 2~3 次的训练。

2. 强度

（1）成年人提高肌肉适能：每一肌群练习 2~4 组，每组重复 8~12 次，组间休息 2~3min。

（2）老年人和体适能极低的人：中等强度（60%~70% 1RM），至少练习 1 组，每组重复 10~15 次。

3. 持续时间

尚无明确的时间被证明是有效的。

4. 类型

（1）推荐进行大肌群的抗阻训练。

（2）推荐所有人进行多关节运动，即能调动多个肌群参与的运动。

（3）可以利用器械或自身重量来完成。

5. 重复次数

（1）推荐大多数成年人以 8~12 次重复的负荷提高力量和爆发力。

（2）中老年人开始练习时，以重复 10~15 次的负荷有效提高力量。

（3）建议使用重复 15~20 次的负荷提高耐力。

6. 组数

（1）推荐大多数成年人以 2~4 组重复提高力量和爆发力。

（2）仅 1 组练习也是有效的，尤其是对老年人和初学者。

（3）2 组及以下用来提高肌肉耐力。

7. 模式

（1）有效的组间休息时间为 2~3min。

（2）建议同一肌群练习之间应至少休息 48h。

8. 进度

推荐的进度是逐步增加阻力、增加每组的重复次数、增加频率。

抗阻训练强度以达到疲劳的反复次数决定。若要增进肌力，则用更重的重量，即少于 8 次重复动作就产生疲劳者，增进肌力效果最大；若要强化肌耐力，就得以较轻的重量，进行 12 次以上的重复动作。因此，8~12 次最大范围的重复动作能够同时改善肌力和肌耐力。频率为每周 2~3 次，至少有 48h 恢复期。每次 8~10 种动作，组数越多，效果越好，但总时间应不超过 1h，避免肌肉过度疲劳。同时保持正确的呼吸，如用力时要呼气。

（三）抗阻训练实践

1. 肘关节屈曲

腹部收紧，背部挺直；双手握紧弹力带末端，上臂贴紧身体两侧，肩关节固定不动，腕关节保持中立位；呼气，弯曲手臂；吸气，缓慢

回到原位。（见图 4-3-1~2）

运动目的是增加肱二头肌肌力和肩部稳定性。

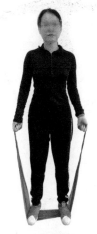 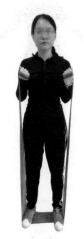

图 4-3-1 肘关节屈曲起始位　　　　图 4-3-2 肘关节屈曲

2. 肩外展

腹部收紧，背部挺直；双手掌心向下，握住弹力带末端；呼气时双臂向外展开至与地面平行，吸气时缓慢回到原位。（见图 4-3-3~4）

运动目的是增加三角肌中部、冈上肌等外展肌群肌力。

3. 肩关节前屈

身体直立，肩膀向下向后、腹部收紧，背部挺直；双手掌心向前，肘关节贴紧身体两侧；呼气时双臂向前向上抬起，吸气时缓慢回到原位。（见图 4-3-5~6）

运动目的是改善三角肌前部、胸大肌等肩屈肌群，增加肩周稳定，避免肩袖损伤。

4. 肘关节伸展

弓箭步，肩膀向下向后，腹部收紧，背部挺直；双手贴紧头部，

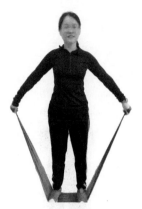 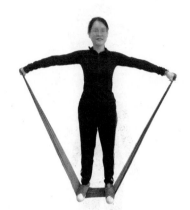

图 4-3-3　肩外展起始位　　　　　　图 4-3-4　肩外展

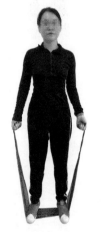 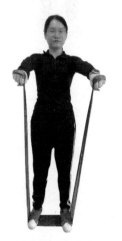

图 4-3-5　肩前屈起始位　　　　　　图 4-3-6　肩前屈

双肘关节指向天花板，上臂始终保持原始位置；呼气，手臂伸直，吸气，缓慢回到原位。（见图 4-3-7~8）

运动目的是增加伸肘肌群。

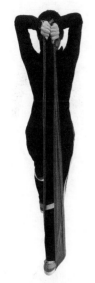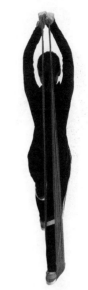

图 4-3-7　肘关节伸展起始位　　　　　图 4-3-8　肘关节伸展

5. 屈髋屈膝

肩膀向下向后，腹部收紧，背部挺直；一腿前脚掌勾住弹力带，另一腿单腿踩住弹力带；呼气时向上抬腿，吸气时缓慢回到原位；双腿交替进行。（见图 4-3-9~10）

运动目的是增加髋部及腿部力量，增加身体稳定性，预防摔倒。

6. 髋关节外展

肩膀向下向后，腹部收紧，背部挺直；一腿前脚掌勾住弹力带，另一腿单腿踩住弹力带；呼气时向侧方打开，吸气时缓慢回到原位；双腿交替进行。（见图 4-3-11~12）

运动目的是增加臀部、髋部及腿部力量，增加身体稳定性，预防摔倒。

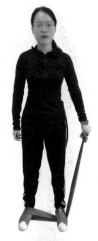

图 4-3-9　屈髋屈膝起始位

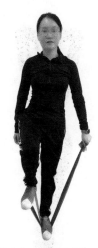

图 4-3-10　屈髋屈膝

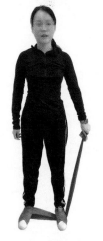

图 4-3-11　髋关节外展起始位

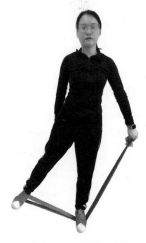

图 4-3-12　髋关节外展

7. 终末端伸膝

肩膀向下向后，腹部收紧，背部挺直；弹力带固定于踝关节上方；

呼气时伸膝,吸气时缓慢回到原位;双腿交替进行。(见图4-3-13~14)

运动目的是增加大腿前侧力量,预防摔倒。

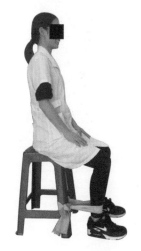 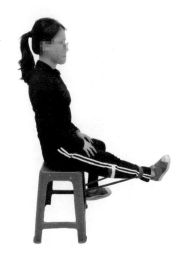

图4-3-13 终末端伸膝起始位   图4-3-14 终末端伸膝

二、柔韧性训练

(一)柔韧性训练的获益

柔韧性训练,一般应用于运动前后的放松,长期坚持,可使患者获益良多。①患者关节活动维持在应有的范围内,骨骼肌得以保持最佳功能。②保持躯干、颈部、臀部的灵活性和柔韧性。③提高柔韧性,降低慢性颈肩腰背痛的风险。④改善老年人柔韧性,使得老年人日常活动能力提高。

(二)柔韧性训练的处方制订

1.频率

每周至少2~3次,坚持每天练习,效果最好。

2. 强度

拉伸达到拉紧或轻微不适状态。

3. 持续时间

（1）感觉肌肉紧张时，保持 10~30s。

（2）老年人拉伸保持 30~60s 获益更多。

4. 类型

（1）建议对所有主要肌肉肌腱单元进行一系列的柔韧性训练。

（2）静态拉伸（主动拉伸和被动拉伸）、动态拉伸都是有效的方法。

5. 运动量

每个柔韧性训练的总时间为 60s。

6. 模式

（1）建议每个柔韧性训练都重复 2~4 次。

（2）肌肉温度升高时进行柔韧性训练的效果最好，可以将柔韧性训练安排在有氧训练或抗阻训练后进行。

良好的柔韧性，能够较好地提升日常活动能力，并预防疼痛。其中，静态拉伸是大多数人用来维持或提升关节活动范围较佳的方式，其发生损伤的风险小，所需时间较短且有效。

（三）柔韧性训练实践

1. 肩屈肌牵伸

面对门口或墙面直立；两脚与肩同宽，一只脚比另一只脚略向前呈弓步；一侧手肘及手掌置于墙上或门框上；全身向前倾。（见图4-3-15）

2. 三角肌牵伸

双脚站立与髋同宽；将右手越过身体，手肘微屈，以左手固定于右手肘处，左手发力将右上肢向身体靠；对侧再重复相同动作。（见图4-3-16）

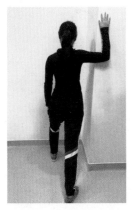

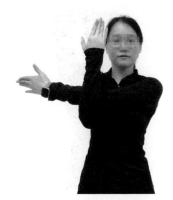

图 4-3-15　肩屈肌牵伸　　　　图 4-3-16　三角肌牵伸

3. 肱三头肌牵伸

右手掌置于颈部后侧，肘关节屈曲；左手放在右肘关节向斜后方发力；对侧再重复相同动作；躯干侧屈可增加牵伸感。（见图 4-3-17）

4. 髋后伸肌牵伸

仰卧于垫子上，双手打开置于身体两侧，掌心向下贴地；屈曲右侧腿将脚底踩在左侧腿外侧，将左手置于右膝；将右侧膝关节向下压，保持右手及肩关节紧贴于地面；转头向右侧；对侧再重复相同动作。（见图 4-3-18）

5. 腰后伸肌牵伸

双膝跪在垫子上，脚背贴地，臀部坐于脚后跟；向前弯腰，趴在垫子上；双手掌心向下贴地向前延伸；保持臀部不离开脚后跟。（见图 4-3-19）

6. 髋内收肌牵伸

盘膝端坐（屈膝，双脚脚底相互接触）；两脚跟尽量靠近臀部；保持腰背挺直，用手肘将腿往下压。（见图 4-3-20）

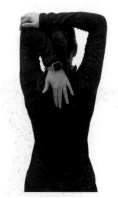

图 4-3-17　肱三头肌牵伸

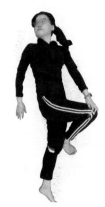

图 4-3-18　髋后伸肌牵伸

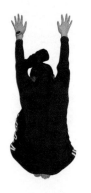

图 4-3-19　腰后伸肌牵伸

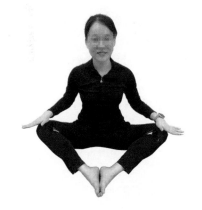

图 4-3-20　髋内收肌牵伸

7. 髋后伸肌牵伸

站立位，一侧下肢脚跟着地，另一侧屈膝；保持腰背部挺直；双手叉腰，屈髋。（见图 4-3-21）

8. 小腿三头肌牵伸

两手叉腰，右侧膝关节屈曲，脚尖向前，膝盖不能超过脚尖；左

侧膝关节伸直，脚尖向前；对侧再重复相同动作。（见图 4-3-22）

9.股四头肌牵伸

保持身体直立，髋关节不外展，一侧手拉同侧踝关节使膝关节屈曲到最大角度，对侧重复相同动作。（见图 4-3-23）

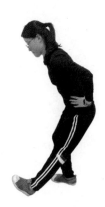 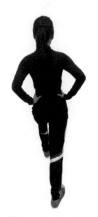 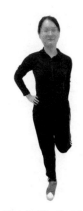

图 4-3-21　髋后伸肌　　　图 4-3-22　小腿三头　　　图 4-3-23　股四头肌
　　　牵伸　　　　　　　　　肌牵伸　　　　　　　　　牵伸

四、心脏重症早期活动

心脏重症早期活动具有良好的耐受性和可行性，应作为监护治疗的标准。然而，早期活动是一项艰巨的任务，可能需要转变理念，通过多学科联合的方式实施，并且为了抵消长期卧床给呼吸、循环及肌肉骨骼系统带来的不利影响，早期活动的介入是很有必要的。

（一）被动关节活动

当患者处于无法自主活动阶段时，主要采用被动关节活动及体位管理技术，由物理治疗师徒手或借助器械为患者进行四肢主要关节的活动度训练。上肢关节活动度训练包括肩关节前屈、后伸、外展、水平内收、水平外展、内旋和外旋；肘关节屈曲、伸展，前臂旋前和旋后；腕关节掌屈、背伸、尺偏和桡偏。下肢关节活动度训练包括髋关节屈曲、外展、内收、内旋和外旋；膝关节屈曲和伸展；踝关节背屈、跖屈、内翻和外翻；足趾屈曲和伸展。每个关节的每个方向都需进行10~15次的全关节活动范围训练，每次治疗时间为10~30min，每天2次。另外也可使用器械辅助患者进行被动活动，如被动踏车运动，以适宜的固定踏板速度进行连续20~30min的被动骑行，每天2次。被动活动需随时观察患者的生命体征及耐受情况，一旦发现患者无法耐受，需立即停止活动。

（二）特殊的体位管理

体位管理（合理地保持舒适的姿势）能有效预防压疮、水肿，提高患者后续的功能状态、肌肉功能和运用能力，避免和减少患者在恢复过程中的不良反应，帮助患者最大可能地回归生活。将床头抬高30~45度，并适当抬高下肢，如膝下垫枕、摇高床尾，使患者通气血流比例达到最佳状态，有助于患者呼吸道通畅，减少胃内容物反流和误吸，能有效预防压迫性肺不张，在一定程度上减轻肺部炎症，改善患者的动脉血气，确保呼吸做功，有利于肺扩张和改善肺的通气功能。

（三）早期各关节的主动活动训练

各关节早期床上的主动活动能够帮助建立患者的基础体能，指导患者正确配合呼吸，降低费力程度，避免在运动过程中产生额外的压力，减少和预防呼吸困难的发生。早期主动活动的介入能有效改善患者肌肉萎缩，同时锻炼肌肉力量。可在床上或椅子上进行主动上肢或下肢肌肉力量及关节活动度训练，在每一次训练中，评估训练强度，并尝试将阻力提高一个水平，达到患者所能耐受的水平。核心肌群训练包括直腿抬高、卷腹、臀桥训练等。患者进行的主动活动训练，是对其肌肉质和量的改变，积极的训练可有效提高患者日常生活自理能力，增加肺通气功能，提高肺活量。（见图4-3-24~32）

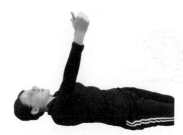

图 4-3-24 肩关节屈曲

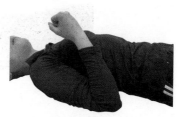

图 4-3-25 肘关节屈曲

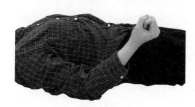

图 4-3-26 肘关节伸直

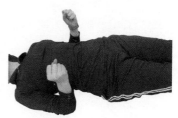

图 4-3-27 拳泵－握拳

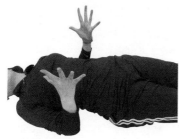

图 4-3-28 拳泵－各关节伸展

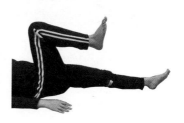

图 4-3-29 屈髋屈膝

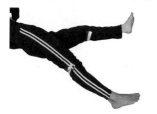

图 4-3-30 髋关节后伸

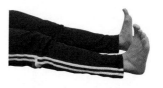

图 4-3-31 踝泵－踝关节背伸

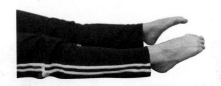

图 4-3-32　踝泵－踝关节跖屈

（四）低强度的运动处方

结合患者的身体迹象，开始渐进式活动，如床头渐进式评估、床上独立坐、双足垂出床旁坐、站立支撑体重、原地踏步、迈步床椅转移、椅子上运动、床旁功率自行车，逐渐减少辅助并增加行走步数，自主行走。

随着患者病情的好转，早期活动越来越多地集中在功能性活动上，如转移到床边、安全地转移到床和椅子上、坐着进行平衡功能训练、步行前的站立平衡性训练（向前和横向移动身体，原地行进）及步行功能训练等。其中移动式供氧设备、移动式呼吸机和助行器是患者步行训练过程中的必要设施。处方制定为每次 10~30min，每天 2~3 次，强度以患者能耐受为宜，Borg 自觉劳累程度评分小于 13 分。过程中需密切关注患者生命体征变化，运动中连续监测心率、血压、经皮动脉血氧饱和度和呼吸频率，若出现不耐受强度的指征需立即停止活动。

（林汉燕）

参考文献

[1] GARBER C E,BLISSMER B,DESCHENES M R,et al.Quantity and Quality of Exercise for Developing and Maintaining Cardiorespiratory,Musculoskeletal, and Neuromotor Fitness in Apparently Healthy Adults[J].Medicine & Science in Sports & Exercise,2011, 43(7):1334-1359.

[2] HILL M,TALBOT C,PRICE M.Predicted maximal heart rate for upper body exercise testing[J].Clinical Physiology and Functional Imaging,2016,36(2):155-158.

[3] MEZZANI A,HAMM L F,JONES A M,et al.Aerobic Exercise Intensity Assessment and Prescription in Cardiac Rehabilitation[J]. Journal of cardiopulmonary rehabilitation and prevention, 2012, 32(6):327-350.

[4] SWAIN,DAVID P.Energy Cost Calculations for Exercise Prescription[J]. Sports Medicine, 2000, 30(1):17-22.

[5] STAND P.Progression Models in Resistance Training for Healthy Adults[J]. Medicine & science in Sports & Exercise, 2009, 34(2):364-380.

[6] MD P,RHEA M R,ALVAR B A.Applications of the Dose-Response for Muscular Strength Development:A Review of Meta-Analytic Efficacy and Reliability for Designing Training Prescription[J].The Journal of Strength and Conditioning Research, 2005, 19(4):950-958.

[7] COVERT C A,ALEXANDER M P,PETRONIS J J,et al.Comparison of Ballistic and Static Stretching on Hamstring Muscle Length Using an Equal Stretching Dose[J]. Journal of Strength and Conditioning Research, 2010, 24(11):3008.

[8] FREITAS S R,VILARINHO D,VAZ J R,et al.Responses to static stretching are dependent on stretch intensity and duration[J].Clinical Physiology and Functional Imaging, 2015, 35(6):478-484.

[9] NEEDHAM D M,CHANDOLU S,ZANNI J.Interruption of sedation for early rehabilitation improves outcomes in ventilated,critically ill adults[J].Australian Journal of Physiotherapy, 2009, 55(3):210.

[10] TIPPING C J,YOUNG P J,ROMERO L,et al.A systematic review of measurements of physical function in critically ill adults[J].Critical care and resuscitation: journal of the Australasian Academy of Critical Care Medicine, 2012, 14(4):302-311.

[11] JONGHE B D,BASTUJI-GARIN S,DURAND M C,et al.Respiratory weakness is associated with limb weakness and delayed weaning in critical illness[J].Critical Care Medicine, 2007, 35(9):2007-2015.

[12] MARK U,JEREMY M K, SHANNON S,et al.One-year trajectories of care and resource utilization for recipients of prolonged mechanical ventilation: a cohort study[J]. Annals of Internal Medicine,2010,153(3):167-175.

[13] BAILEY P,THOMSEN G E,SPUHLER V J,et al.Early activity is feasible and safe in respiratory failure patients[J]. Critical Care Medicine, 2007, 35(1):139.

[14] LI Z,PENG X,BO Z,et al.Active Mobilization for Mechanically Ventilated Patients: A Systematic Review[J].Archives of Physical Medicine and Rehabilitation,2013, 94(3):551−561.

第五章　呼吸系统疾病的物理疗法

第一节　呼吸训练

呼吸训练的目的在于改善换气，改善肺部、胸部的弹性，维持和增加胸廓的活动度，强化有效咳嗽，强化呼吸肌，改善呼吸协调，缓解胸部紧张，增强患者体质。

一、缩唇呼吸

用鼻子吸气，呼气时嘴呈缩唇状施加部分阻力，再慢慢呼气，此方法可使气道内压力增高，防止气道塌陷，可调节呼吸频率，使每次呼吸时通气量上升，呼吸频率、静息每分钟通气量降低。吸气和呼气的比例在 1：2 时进行，慢慢呼气达到 1：4 的目标。（见图 5-1-1）

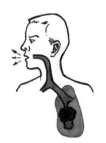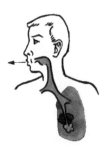

图 5-1-1　缩唇呼吸

二、腹式呼吸

此方法的目的是使横膈的活动幅度变大，胸锁乳突肌、斜方肌等呼吸辅助肌的活动幅度降低，从而使每次通气量、呼吸效率、动脉血氧分压上升，呼吸频率、静息每分钟通气量减少。腹式呼吸法中主要使用的呼吸肌为横膈，因此也称为膈式呼吸。患者一只手放在腹部，另一只手放在上胸部，吸气时气体进入腹部使腹部隆起来，吐气时腹部凹陷。（见图5-1-2）

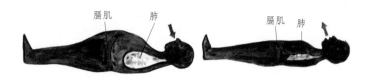

图 5-1-2　腹式呼吸

三、局部呼吸

此方法是对特定的肺部组织进行扩张训练，特别是肺不张、肺炎、肺部术后疼痛及胸部肌肉过度紧张引起的部分肺组织换气能力低下，扩张的部位是胸壁和有病变的肺叶部分。下部胸式呼吸法，此呼吸法主要在一侧或两侧进行，训练的体位采取坐位或半卧位，治疗师的手放在患者的前下方一侧的肋骨外侧，让患者的意识集中在此。在患者吸气时治疗师的手向肋骨的外侧方移动，指导患者对抗治疗师的手产生下部胸廓扩张；在患者呼气时治疗师的手向内侧移动并轻压肋骨辅助呼气；在患者吸气前对肋骨进行快速牵张。

四、胸廓放松训练

通过徒手胸部拉伸、胸部放松法、呼吸体操等能有效地维持和改善胸廓活动度，增强吸气深度和调节呼气节律以达到改善呼吸的目的。

第二节 气道廓清技术

气道廓清技术是运用物理或机械方法作用于气流，有助于气管、支气管内的分泌物排出，或促发咳嗽使痰液排出。常用的气道廓清技术有以下几种。

一、扣拍

手掌五指稍屈，呈杯状手，以手腕的力量迅速且规律地叩击患者背部，叩击时发出空而深的"啪啪"声响，则表明手法正确，力度以不引起患者疼痛为宜，一边拍背一边鼓励患者咳出痰液。由下至上，由外至内，每分钟拍 120~180 次，每个部位 30~60s，重复 3 次，餐后 2h 或餐前 30min 为宜。根据痰液积聚部位，协助患者采取适当引流姿势，并予枕头适当支托及整理身上各个引流管及保持床单的清洁。

二、体位引流

原理是让病变部位向主支气管垂直，受重力的影响使痰向口腔移动，机械刺激有助于痰的排出，咳嗽使痰从气管排出。治疗师需用手掌紧贴胸廓振动确认痰的部位，手不能确认时必须用听诊器听诊，并参考医生的诊断和 X 线诊断。体位引流的部位主要取决于病变部位，使肺部某一病变的肺段向主支气管垂直方向引流。体位引流是根据肺、气管和支气管的解剖位置而定，尽可能地让患者处于舒适放松的体位，随时观察患者的表情。体位引流的时间不宜过长，分泌物少时以每日 2 次为宜，分泌物多时可每日 3~4 次，每个部位 5~10min，如多个部位

需体位引流，总时长不得超过 45min，宜在饭后进行。（见图 5-2-1）

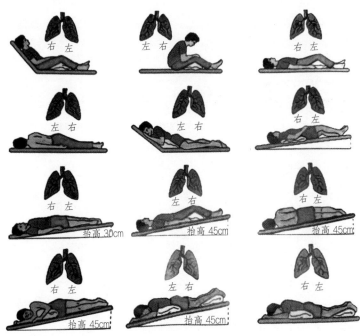

图 5-2-1 体位引流

三、有效咳嗽

嘱患者做深吸气，达到必要吸气容积后短暂闭气（2~3s），关闭声门，维持肺内压，咳嗽前，突然增加腹内压以促进胸内压进一步增加，尽量用力呼气，产生高呼气流速，开放声门，嘴唇放松，咳出爆发性气流。

四、主动循环呼吸技术

主动循环呼吸技术 (active cycle of breathing technique，ACBT) 可有效清除支气管分泌物，改善肺功能，同时不加重低氧血症和气流阻塞症状。该技术有三个通气阶段，根据患者情况选择构成方式，并反复循环呼吸控制（breath control，BC）、胸廓扩张（thoracic expansion exercise，TEE）、用力呼气技术（forced expiratory technique，FET）。

（1）呼吸控制：介于两个主动之间的休息间歇，鼓励患者放松上胸部和肩部，按自身的速度和深度进行潮式呼吸。为防止气道痉挛，各阶段间需进行呼吸控制。

（2）胸廓扩张：将患者或治疗师的手置于治疗部位的胸壁上，通过本体感觉刺激，进一步促进胸部扩张，增加该部位肺通气及胸壁运动，在呼气时，治疗师可进行胸部摇动、震动手法，进一步松动痰液。

（3）用力呼气技术：由 1~2 个呵气（huff）组成，呵气动作类似于对玻璃吹雾或呼气清洁眼镜片。呵气可使低肺容积的更多外周分泌物随呼气气流向上级气道移动，当分泌物到达更多、更近端的气道时，通过呵气或咳嗽将分泌物排出。

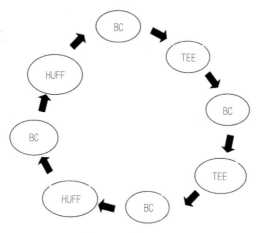

图 5-2-2　主动循环呼吸技术

（程斯曼）

参考文献

[1] GAIL D,WILSON C R.Evidence underlying breathing retraining in people with stable chronic obstructive pulmonary disease[J]. Physical Therapy,2005, 84(12):1189-1197.

[2] MUELLER R E,PETTY T L,FILLEY G F.Ventilation and arterial blood gas changes induced by pursed lips breathing[J]. Journal of Applied Physiology, 1970, 28(6):784-789.

[3] Feldman J ,Traver G A ,Taussig L M.Maximal expiratory flows after postural drainage[J]. American Review of Respiratory Disease,1979,119(2):239-245.

[4] MAZZOCCO M C,OWENS G R,GONZALES-CAMID F,et al.Chest percussion and postural drainage in patients with bronchiectasis[J].Chest,1985, 88(3):360-363.

[5] OLDENBURG F A,DOLOVICH M B,MONTGOMERY J M,et al.Effects of postural drainage, exercise, and cough on mucus clearance in chronic bronchitis[J]. American Review of Respiratory Disease,1979,120(4):739-745.

[6] TECKLIN J S.The Patient with Airway Clearance Dysfunction-Preferred Practice Pattern 6C[J]. Cardiopulmonary Physical Therapy (Fourth Edition), 2004:285-329.

[7] STERN E B.Pulmonary Therapy and Rehabilitation: Principles and Practice[J]. Physiotherapy, 1980, 78(7):552.

[8] LANGER D,HENDRIKS E,BURTIN C,et al. A clinical practice guideline for physiotherapists treating patients with chronic obstructive pulmonary disease based on a systematic review of available evidence[J]. Clinical Rehabilitation, 2009, 23(5):445.

第六章　常见心肺疾病及术后的物理治疗

第一节　介入手术后的物理治疗

一、冠心病择期经皮冠脉介入术后

二级预防可在患者发生严重和永久性损伤前减少心血管疾病（cardiovascular disease，CVD）的影响。目前已证实，进行 CVD 二级预防可有效降低 CVD 复发风险及相关死亡率。贯穿整个病程的心脏康复分为三个阶段——院内康复期、院外康复期和家庭康复期。心脏康复 I 期阶段，主要工作是对心血管危险因素进行评估及干预，并为 II 期康复转介做好衔接工作。

对已经确诊冠心病的患者，心脏康复流程如下。

（一）回顾病历

着重了解其冠脉造影结果，有无合并糖尿病、高血压、血脂异常等基本信息。筛选表格可参考《美国心脏康复和二级预防项目指南》心血管疾病危险因素。

（二）与患者面谈

面谈内容应包括：①介绍心脏康复，协助患者了解自身病情。②倾听患者描述症状，并明确患者症状的严重程度。③引导家属参与患者的康复计划，尤其是患者的配偶。家属态度在康复计划中占据举足轻重的地位。④了解患者以往的休闲活动、运动习惯。采用患者喜欢的活动作为训练活动，设置训练目标，增加患者的参与率。在患者确诊冠心病早期，探讨回归到各种喜好活动、回归工作的可能性，对患者的心理状态有正面的效果。⑤确认患者职业的特点，包括工作量、工作压力等。⑥协助患者建立康复目标，与患者达成共识。

（三）根据病历回顾和面谈，制订五大处方的干预措施

改善生活方式是 CVD 二级预防的重要组成部分。其中，戒烟最为重要，也最具影响力。30 岁时戒烟可延长寿命 3~5 年，老年人群戒烟同样在降低死亡率方面有显著获益。

（四）考量上述回馈信息后，个体化选择体适能评估

其中，重要的是心肺功能评估，如心肺运动试验、六分钟步行试验。其他评估还有：①运动能力评估 [包括肌力评估、国际体力活动评估量表（international physical activity questionnaire，IPAQ）、平衡能力评估、步行速度、柔韧性测定、日常生活能力评估等]。②营养、睡眠、心理、戒烟评估 [建议使用营养及日常活动评估表、匹兹堡睡眠质量指数量表（pittsburgh sleep quality index，PSQI）、心理精神状态评估表、尼古丁依赖量表等]，PSQI > 7 分时，应用睡眠脑电图监测再次进行评估。③呼吸功能、心功能评估（心肺运动试验、肺功能测定、六分钟步行试验、呼吸肌力量评估、代谢当量与活动能力对照表、超声心动图、静息心电图、动态心电图、动态心排量评估等）。综合获得的信息对患者心脏康复做好安全性评估和筛查，并进行危险分层，可参考《中国心脏康复与二级预防指南》。

（五）出院前，根据患者综合情况，向患者及家属解说居家康复计划

介绍运动强度，让患者明白自己所能承受的强度范围，嘱咐患者应坚持门诊随访，到心脏康复中心进行Ⅱ期康复。

（六）患者出院后，嘱患者定期至心脏康复中心进行运动训练

院内Ⅰ期康复运动训练，可减少患者对出院后体力活动减少的担忧，同时提高转诊至Ⅱ期康复的成功率。

■ 二、急性心肌梗死介入术后

心肌梗死患者接受PCI后住进CCU，再到患者出院前所接受的康复，即属于Ⅰ期心脏康复。心肌梗死是一种比较凶险的疾病，幸存患者的心脏通常受到了严重损伤。此时患者需要在心脏康复团队指导下，从住院期间便开始心脏康复。对于这类患者，心脏康复治疗可以提高他们的生活质量且能节省医疗费用。

心梗患者Ⅰ期康复的目标：稳定患者状况、减少患者因卧床产生的并发症，减少焦虑及提供健康宣教，并做出院准备，使患者能够参与日常活动。

已经确诊急性心肌梗死的患者，心脏康复流程如下。

（一）与心脏康复医师和经管心内科医师共同评估患者心肌梗死后面临的问题

需评估的问题包括以下几个。①心肌缺血坏死范围。②心肌梗死后各种合并症：心力衰竭、心律失常、心源性休克等。③不完全血运重建及高难度术式。④微循环病变或心肌桥等导致的心绞痛。⑤支架术后血栓形成、再狭窄。⑥手术穿刺点有无特殊情况。

此外，若为冠心病PCI术后患者，需对其进行心血管疾病危险因素的筛查及干预。

（二）入选标准

（1）过去8h内无新发或再发胸痛。

（2）心肌损伤标志物 [肌酸激酶同工酶（CK–MB）和肌钙蛋白] 水平没有进一步升高。

（3）无明显心力衰竭失代偿征兆 (静息时呼吸困难伴湿性啰音)。

（4）过去 8h 内无新发严重心律失常或心电图改变。

（三）运动康复相对禁忌证

（1）安静时心率＞ 120 次 / 分。

（2）安静时呼吸频率＞ 30 次 / 分。

（3）血氧饱和度（SpO_2）≤ 90%。

（4）运动前评估收缩压（systolic blood pressure，SBP）＞ 180mmHg 或舒张压（diastolic blood pressure，DBP）＞ 110mmHg。

（5）72h 内体重增加或减少 1.8kg 以上。

（6）随机血糖＞ 18mmol/L。

（7）安静时心电图上可以明确观察到有新的缺血证据。

（8）不稳定型心绞痛发作时。

（9）导致血流动力学不稳定的恶性心律失常。

（10）疑似或确诊的假性动脉瘤、动脉夹层术前。

（11）感染性休克及脓毒血症。

（12）重度瓣膜病变手术前或心肌性心脏病心衰急性期。

（13）临床医生认为运动可导致恶化的神经系统、运动系统疾病或风湿性疾病。

（14）患者不愿配合。

（四）与患者进行面谈

内容同冠心病 PCI 术后，侧重安抚患者情绪，减少焦虑。

（五）根据病历回顾和面谈，选择五大处方需要的评估表格进行评估，并制订干预措施

除运动康复外，其余综合干预并不受病情严重程度影响，一般均

可进行相关工作。

（六）物理治疗评估和循序渐进活动、呼吸训练

病情稳定且评估合格者，术后可以开始被动或主动肢体活动，主要活动部位为四肢、核心肌群，活动强度依据心率或 Borg 评分（12~13分为宜）。术后可进行扣拍、有效咳嗽、腹式呼吸、呼吸训练器、呼吸操、中医呼吸导引等呼吸训练。详见《急性心肌梗死临床路径物理治疗报告》（附录 14）。

（七）出院前评估

参考《中国心脏康复与二级预防指南》，指南推荐接受急诊再灌注的急性心肌梗死患者的心肺运动试验应于发病 7d 后进行，因患者PCI 术后 3~5d 即出院，故让患者了解 II 期心脏康复对病情的益处，建议其出院后门诊随访进行心肺运动试验等评估，并进入后续心脏康复或居家康复。

、心房颤动及其心导管射频消融术后

本处节选自《心房颤动患者心脏康复中国专家共识（2021）》运动康复相关内容以飨读者。

心房颤动（atrial fibrillation，AF）是常见的心律失常之一，具有高致死率和致残率。目前 AF 治疗多局限于药物治疗和消融手术，效果有限，AF 危险因素控制和多学科综合管理逐渐受到人们重视。2016年，欧洲 AF 指南建议由多学科团队进行以 AF 患者为中心的健康宣教、生活方式改进和提高依从性、积极随访等综合管理。2019 年，美国心脏协会、美国心脏病学学会及美国心律学会 AF 管理指南更加强调控制肥胖等危险因素对 AF 的管理效果。2018 年，我国 AF 建议也着重强调 AF 危险因素的管理。2019 年 9 月，中华人民共和国国家卫生健康委员会和国家中医药管理局组织制定的《心房颤动分级诊疗技术方案》指出，AF 患者需要多学科合作的全程管理，长期随访、生活方式

干预、健康宣教、患者自我管理等全程规范化管理，并成立 AF 管理团队，逐步建立 AF 随访制度及医疗健康档案。AF 患者心脏康复是实施 AF 多学科团队管理的重要方法与途径。

（一）AF 运动康复获益和安全性证据

研究表明，中、高强度体力运动会增加 AF 风险。高强度体力活动＞564h/ 年，发生 AF 风险高于同龄普通人群；但对相关 19 项队列研究荟萃分析显示，体力活动与 AF 风险间无关联，并不增加 AF 风险，且提示适当运动可能有益处。心血管健康研究观察了 5445 名健康人群，1061 名受试者在 12 年的随访中发生 AF，AF 发病率随运动强度的增加而下降，中等强度运动量 AF 发病率降低 28%，最高强度运动量下 AF 的风险与无运动组差异无统计学意义。纳入 64561 名成人、平均随访 5.4 年的队列研究结果表明，每提高 1MET 的运动能力，AF 发病率降低 7%。Pathak 等对 308 例非永久性 AF 患者进行每周中等强度耐力运动 200min，结果显示心肺适能与 AF 风险间存在负相关，心肺适能越高，心律失常复发率越低，心肺适能每提高 1MET，AF 复发风险降低 13%。对永久性 AF 患者运动影响的荟萃分析显示，无 AF 运动相关不良事件，支持永久性 AF 患者进行轻中强度运动的安全性，且运动改善 AF 患者峰值摄氧量和生活质量，降低心血管相关死亡率的风险。综上，目前运动对 AF 的作用尚存在争议，主要集中在高强度运动是否增加 AF 风险，导致 AF 患者不良预后。而轻、中强度运动对 AF 的预防和治疗作用得到肯定。应鼓励 AF 高危人群，非永久性或永久性 AF 患者进行轻、中强度运动康复。2016 年欧洲 AF 指南推荐中等程度规律的体力活动以预防 AF，但应告知运动员长期持续高强度体育运动可能促发 AF。在服用单剂量氟卡尼或普罗帕酮后，只要 AF 仍持续，患者应当避免运动，直到停用抗心律失常药物两个半衰期之后。

（二）AF 患者运动评估

1.AF 患者康复运动禁忌证

在运动康复前需进行细致评估，确认无运动康复禁忌证后，需签署运动测试知情同意书。

运动康复的绝对禁忌证：①心肌梗死或其他急性心脏病发病 2d 内。②安静时心电图上可明确观察到有新的缺血表现。③不稳定型心绞痛。④引发症状或血流动力学障碍的未控制的心律失常（包括 AF）。⑤心力衰竭失代偿期。⑥活动性心内膜炎、亚急性心肌炎或心包炎。⑦急性非心源性疾病，如感染、肾衰竭、甲状腺功能亢进症。⑧急性肺栓塞或肺梗死。⑨静息心率 > 120 次 /min（包括瞬间上升）。⑩严重主动脉瓣狭窄。⑪患者不能配合。

运动康复的相对禁忌证：①冠状动脉主干狭窄 > 50% 或冠状动脉多支病变且无有效侧支循环。②电解质异常。③心动过缓或心动过速。④静息状态下收缩压 > 180mmHg（1mmHg=0.133kPa），舒张压 > 100mmHg。⑤复杂室性心律失常，如频发室性早搏、短阵室性心动过速等。⑥严重瓣膜疾病。⑦肥厚性梗阻型心肌病或其他流出道梗阻。⑧严重肺动脉高压。⑨Ⅲ度房室传导阻滞。⑩未控制的代谢性疾病（如糖尿病、甲状腺功能亢进症等）。⑪患者智力或肢体功能障碍无法配合运动。⑫存在心房血栓或血栓高风险者未规律服用适量抗凝药物者。

如在运动中或运动后出现异常心电图和血流动力学变化，应终止运动方案，至康复评估后患者符合继续运动康复的条件。

终止运动指征：①心绞痛发作，严重气喘、晕厥、头晕、跛行。②发绀、面色苍白、虚汗、共济失调。③收缩压 > 180mmHg，舒张压 > 110mmHg 或收缩压随运动负荷增加而下降。④室性心律失常随运动发生频率增加。⑤ST 段水平或下斜型压低超过 1mm。⑥新出现Ⅱ度、Ⅲ度房室传导阻滞，AF，室上性心动过速，Ron T。⑦其他体力活动不耐受的体征与症状。

2. 心肺运动测试

AF 运动前评估包括有氧运动能力、抗阻训练能力、平衡性和柔韧性等多方面。其中以有氧运动能力评估最为重要。无禁忌证且有条件的可进行心肺运动测试，也可进行六分钟步行试验。CPET 是心脏康复中危险程度评估和制定运动处方的重要手段之一，在个体化运动处方的制定中具有非常重要的价值，一方面可以用于评估 AF 的血流动力学、心肺功能及药物控制 AF 心率的有效性和安全性等，并可发现日常活动中未发现的心律失常和交感神经亢进等，从而在康复前进行危险程度分级。另一方面，通过气体代谢的分析，为个体化心脏康复运动方案的制定提供依据。运动方案通常从无负荷开始，之后每 2~3min 增加 25~50W 至运动峰值，重症患者可减量。平板运动方案一般采用变速变斜率运动（BRUCE）方案，重症患者可采用改良 BRUCE 方案或恒速变斜率运动（NAUGHTON）方案。理想运动时间以 8~12min 为宜。具体可根据患者的病史、心功能和运动能力选择不同的运动负荷方案，包括低水平、亚极量和症状限制性运动负荷试验。若无上述运动禁忌证，AF 导管消融术复律之后患者可在几周后进行 CPET 评估。

3. 六分钟步行试验

AF 患者不建议行传统的 6MWT，建议采用配有心电、血压监测的设施。CPET 和 6MWT 中均可进行自我感知劳累用力程度评分，了解患者的运动能力。尤其对于 AF 患者，其心律绝对不齐，靶心率法确定靶运动强度使用受限，因此运动强度的设定应该以运动负荷试验的靶负荷设定为目标运动强度，并结合实际运动康复过程中的 Borg 评分进行微调。

（三）AF 患者运动处方制订

运动处方制定的基本原则是 FITT，即频度（frequency）、强度

（intensity）、时间（time）和类型（type），它是从事体育锻炼、增加健康所必须采用的基本监控原则。运动可分为增强心肺功能运动、抗阻训练、身体功能性训练、骨质增强型运动、柔韧性练习和神经运动能力锻炼 6 大类。完整的运动处方需根据患者实际情况包含多种运动类型，各种运动搭配需有序，一次心脏康复运动包括：①热身活动（5~10min）：低强度心肺耐力、肌肉耐力、关节活动度练习。②运动（20~30min）：包括有氧训练、肌肉力量训练、神经控制类练习。③整理活动（5~10min）：低强度耐力、肌肉耐力练习、柔韧性训练。其中，增强心肺功能运动和抗阻训练的运动处方的制定最为重要。

1. 增强心肺功能运动

增强心肺功能运动又称耐力运动，是最基本的有益于健康的运动。但要达到健康的效果，有氧运动需满足一定条件才能成为增强心肺功能的运动。AF 患者耐力运动处方建议如下。

（1）运动强度：推荐中等强度有氧运动，但需结合 AF 患者的具体情况和评估结果，个性化调整运动强度。有氧运动强度有以下几种判断方法。①自我感觉疲劳程度法确定有氧运动的强度：根据 Borg 评分（中等强度 Borg 评分为 11~13 分）来确定有氧运动的强度。也可通过运动中的谈话试验来判断运动强度，即在中等强度运动时，可以正常说话交谈，但不能唱歌。②根据代谢当量法确定有氧运动的强度：中等强度有氧运动的代谢当量在 3~6METs，根据心脏康复的危险分层，运动强度从 3METs 开始，逐渐过渡到 6METs。③靶负荷法确定有氧运动的强度：进行 CPET 时，以无氧阈下的运动负荷强度作为靶负荷确定有氧运动的强度。其他常用运动强度制定方法如靶心率法，因永久性 AF 患者心律绝对不齐，靶心率法对 AF 患者使用受限。运动锻炼中，可根据血压、症状、主观疲劳程度调整运动强度。

（2）运动频率：建议每天进行有氧运动，每周至少 3 次。

（3）运动持续时间：每次有氧运动最少持续 10min。可从既往的运动时长开始，逐渐增加至 30~60min。

（4）运动类型：运动类型可以是持续性的，也可以是间歇性的。AF 患者存在交感神经亢进，运动过程中常有心率增加不足，导致心输出量不够，从而引发呼吸困难或下肢疲劳的现象，特别是在有些射频消融术后的 AF 患者中更常见。因此，运动类型推荐以短时间、多组数的间歇性有氧运动开始，逐渐过渡到长时间的持续性有氧运动类型。

2. 抗阻训练

抗阻训练也称为力量练习，这是对骨骼肌的刺激，能够增大肌肉体积，增强肌肉力量。抗阻训练方法包括克服自身体重的力量练习、器械练习和自由重量练习。

（1）运动强度和持续时间：抗阻训练的基本单位是 RM（repetition maximun，RM），1-RM 代表只能运动一次的最大重量。推荐老年人或无运动习惯者以 40%~50% 的 1-RM（较低到低强度）为起始强度，逐渐过渡到 65%~75% 的 1-RM（中等强度），即重复 10~15 次的负荷。组数 1~3 组，从 1 组练习开始。有经验的力量练习者以 70%~80% 的 1-RM（较大到大强度），即重复 8~12 次的负荷，重复 2~3 组以增加肌肉的围度和提高肌肉的力量。在没有有效的血流限制的情况下，需要超过 30% 的 1-RM 的强度才能起到对 II 型肌纤维的活化作用。组间的运动间隔休息 1~3min，更大重量可休息 3~5min。

（2）运动频率：每周训练 2~3 次，每次训练完必须至少有 1d 的休息时间间隔。AF 患者进行抗阻训练时，需注意按照危险程度分层，确定运动的负荷上限，不得过量。训练必须循序渐进，可从 30% 的 1-RM 做起，逐渐增加负荷的强度，建议每两周可进步的幅度不超过 5%。运动时要绝对避免屏气，发力时呼气，放松复位时吸气。若发力时需屏气才能完成，说明负荷强度过大，要及时调整运动强度。同时力量训练前，也要进行热身、拉伸、活动关节、增加肌肉血供，不仅有利于运动的效果，还能防止受伤，提高运动的安全性。制定运动处方时必须注意运动强度的相对性,应根据患者具体情况制定个性化运动处方。推荐进行以调息为主导的有氧运动,如八段锦、瑜伽、站桩、正念行走等,尤其对于静息心室率较快的患者。

四、先天性心脏病介入术后

运动是身心健康的重要组成部分。然而,在先天性心脏病(congenital heart disease,CHD)患者中,多数医生和患者对参加运动持保守态度。随着医学尤其是介入治疗的发展,CHD 的生存率有了很大的提高,近90% 的患者能活到成年,患者的先天性缺陷可以很好地修复,但心理和社会问题始终与患者终身相关。无论是否完全修复,CHD 患者往往有较高的恐惧、不安、抑郁、焦虑和自我效能低下的倾向,甚至很难与同龄人相处。其中一些问题是由于患者固有的局限性,但大多数是由于他们过度的自我保护。

(一)运动对先天性心脏病的益处

运动不仅是身体发育的需要,也是发展情感、社会心理及认知技能的必要条件。与健康同龄人相比,CHD 的青年患者通常缺乏运动,缺乏运动和过度自我保护在先天性心脏病患者中很常见。CHD 患者存在高度的潜在恐惧和焦虑。这些恐惧包括对医疗的恐惧、对受伤的恐惧、对死亡的恐惧等。潜在的恐惧和排斥会降低患者的运动自我效能,增加疲劳,并进一步减少运动和体育锻炼的益处。许多 CHD 患者为了保护自己,往往会自动将注意力从运动转移到其他活动上。但与自我保护相关的久坐等生活方式也会导致体力活动减少,并使他们处于早期心血管疾病和其他疾病的危险之中。CHD 患者手术修复后的研究表明,与健康人相比,这些患者客观测定的体力活动水平明显降低,体力活动越少,健康水平越低。但目前,专家对 CHD 患者参加体育锻炼的建议也是模棱两可的,使患者难以掌握参与运动的程度,影响患者的自我效能和参与锻炼的积极性。

众所周知，运动可以增加冠状动脉畸形、紫绀型 CHD 和主动脉瓣疾病的心脏猝死的发生率。但是对于这些手术成功或患有其他类型 CHD 的患者来说，运动是否会增加心脏猝死的发生率仍是未知数。因此，建议所有 CHD 患者采取过度自我保护的生活方式是不可取的，甚至是有害的。例如肖恩·怀特，一位接受手术的法洛四联症患者，同时也是一名滑板运动员，曾两次获得奥运会金牌。

（二）先天性心脏病患者运动的安全性

安全是 CHD 患者运动的首要问题。由于担心运动可能导致心律失常和心功能恶化，患者运动自我效能低下，限制了他们的运动能力。消除对参加体育锻炼的恐惧，制定安全的运动计划，是加强 CHD 患者参加体育锻炼的第一步。

近年来，越来越多的证据支持 CHD 患者参加体育锻炼。Jolien W 对各种类型 (房间隔缺损、室间隔缺损、肺动脉狭窄、法洛四联症和大动脉转位) 的患者进行了长达 30 年的随访。这些患者接受了心脏检查，包括 24 小时动态血压监测、心电图、超声心动图和运动测试，并采用问卷调查法对运动项目、运动和心理社会特征进行评估。结果发现，运动与猝死、室性心动过速、阵发性室上性心动过速无明显相关性。无论 CHD 的严重程度，患者的运动耐受性明显高于不参加体育锻炼的患者。Peter N 发现，在消除残余血流动力学障碍、并发症、年龄、性别、CHD 严重程度等因素后，参加竞技运动和频繁运动可以提高最大摄氧量，降低 BMI。与 Jolien W 的研究结果相似的是，他们也证实参加体育锻炼可以提高运动耐受性和生活质量。

因此，当限制体育锻炼的证据不充分时，限制患者的身体活动是不合理的决定。限制患者参加体育锻炼，可以消除医生、患者和家属的疑虑，但也可能影响患者的身心发展。CHD 患者的猝死只有约 10% 发生在运动中，运动是不是猝死的原因仍有争议。即使在限制运动的情况下，那些只参加日常生活强度运动的患者，依然有可能突然死亡。限制体育锻炼不能降低猝死的风险，但会影响患者的生活质量和运动耐受性，降低社会福利。参加体育锻炼有多方面的好处：①有规律的运动可以改善患者的心功能。②体育锻炼可以预防肥胖，肥胖是心血管疾病的危险因素。③体育锻炼对患者的自尊、社会融合和学业成绩非常重要。有规律的体育活动可以使患者受益，但这并不意味着患者可以以自己的意愿参加体育活动，过度运动和缺乏限制一样有害。因此，对于 CHD 患者，运动计划需要个体化，既不过分限制体育锻炼，也不过度运动。CHD 患者应选择适当类型和强度的运动。

（三）运动评估

综合评价是 CHD 患者体育锻炼前的重要组成部分，制定运动处方是很重要的。6MWT 和 CPET 是评价患者运动能力的有效方法。24 小时动态心电图和超声心动图是评估先天性心脏缺损程度及是否有并发症的有效手段。手术成功、肺动脉高压的存在和术后残余缺损也应考虑。由于 CHD 的分类繁多，临床情况复杂多变，很难制定统一的标准。CHD 患者的运动处方应根据临床情况的变化进行个体化调整。

（四）运动建议

房间隔缺损、室间隔缺损、动脉导管未闭及其他分流型 CHD 患者，如不合并肺动脉高压、心室扩大或心力衰竭，可参加任何体育锻炼。对于这些合并肺动脉高压的患者，肺动脉收缩压峰值不超过 30mmHg，他们可以参加任何体育活动。如果肺动脉压力大于 30 mmHg，需要对患者进行综合评估，并制定个性化运动处方。中度肺动脉高压患者只能参加低强度运动，重度肺动脉高压或右向左分流合并紫绀的患者不应参加任何运动。因血流分流引起心脏形态学改变（如左心室增大）的患者应在参加运动前接受手术或介入治疗。如果没有合并肺动脉高压，有症状的房性或室性心律失常或心功能不全，可以在术后 6 个月参加任何运动。合并轻度心力衰竭(EF40%~50%)的患者，可以参加低强度静态运动。对于中度至重度心力衰竭(EF < 40%)患者，不可参加任何运动。

没有分流的CHD患者需要评估患者的症状和瓣膜梯度，以制定合理的运动处方。肺动脉瓣狭窄合并肺动脉高压患者，如果肺动脉瓣压力梯度小于40mmHg且右室功能正常，可参加运动；如果肺动脉瓣压力梯度大于40mmHg，患者只能参加低强度运动。对于无症状的轻度主动脉瓣狭窄患者，患者可参加任何体育锻炼。中度主动脉瓣狭窄患者只能参加低至中度静态及低至中度动态运动。

紫绀型CHD患者常伴有运动不耐受和进行性运动相关低氧血症。这些患者很少存活到青少年和成年，没有运动相关的低氧血症，紫绀可能会随着运动急剧增加。对于紫绀型CHD术后患者，如果动脉血氧饱和度在80%以上，无意识障碍、心律失常、严重心功能不全，可参加低水平竞技体育。大血管间冠状动脉异常的患者，尤其是心绞痛或晕厥患者，不能参加任何竞技运动，以避免急性心脏事件的发生。

CHD分类多种多样，临床情况复杂。运动耐受性和运动强度不同，限制运动与过度运动一样有害。因此，患者的运动处方应根据临床情况的变化进行个体化调整。

五、经导管主动脉瓣置换术后

经导管主动脉瓣置换术(transcatheter aortic valve replacement, TAVR)是近年来治疗主动脉瓣狭窄的新方法，一系列大型临床研究证实其可作为外科手术禁忌证、低危、中危甚至高危患者的治疗手段。目前接受TAVR治疗的多为高龄、有多种合并症和体质差的患者。TAVR患者术后运动康复治疗可以有效改善患者的运动能力、肌肉力量、呼吸功能和生活质量等，积极开展院内早期康复治疗，可以降低患者肺部感染、获得性肌少症和下肢深静脉血栓等各类并发症的发生率，减少住院时间，帮助患者快速恢复独立的社会生活。

针对 TAVR 患者心脏康复的主要流程是：术前、术后评估→术前调理→术后康复训练→出院后康复训练→长期家庭康复训练。

（一）术前、术后评估

术前评估的目的是了解患者体能、调整患者体能达到最佳状态，术后评估是制订运动处方和长期康复计划的依据，以期能尽快在最大程度上改善生活质量。

1. 虚弱评估

虚弱是一种脆弱状态，意味着患者体力储备功能下降、营养不良、活动能力不足等，在 TAVR 评估中是一种非常常见的状态。2017 美国心脏病学会发布的经导管主动脉瓣置换术治疗成人主动脉瓣狭窄的专家共识中认为 5m 步速试验中步速 < 0.5m/s 或步速 < 0.83m/s 伴运动能力丧失或认知缺陷则判定为虚弱。通常根据《老年患者术前评估中国专家建议（2015）》和弗里德（Fried）衰弱量表制定虚弱评定等级（0~1分为无虚弱、2 分为衰弱前期、3~5 分为衰弱）。如果患者存在虚弱，需制订更详细、周密的心脏康复处方。

2. 营养状态评估

询问患者的饮食习惯、行为方式、日常活动能力、运动功能状态，通过膳食回顾法和事物频率问卷了解患者的营养摄入和营养状态。营养状态评估推荐根据简易营养评价法（Mini Nutritional Assessment，MNA）来分类（MNA ≥ 24，表示营养状况良好；17 ≤ MNA < 24，表示存在发生营养不良的风险；MNA < 17，表示确定有营养不良）。2017ACC 关于 TAVR 治疗决策路径专家共识中认为 BMI < 21kg/m^2，白蛋白< 3.5mg/dl，既往 1 年体重下降> 4.5kg 或 MNA ≤ 11 分为营养不良。如果患者存在营养不良，建议请临床营养师制定个体化膳食营养方案，改善患者营养不良，达到最佳功能状态。

3. 认知状态和心理评估

需筛查有卒中残疾史、认知障碍、痴呆或抑郁症患者。老年患者常有一定的认知和情绪障碍，可参考简易精神状态评价量表（Mini-Mental State Examination，MMSE）来评估患者的认知状态，MMSE < 24 分或痴呆为认知损失。推荐根据焦虑自评量表（self-rating anxiety scale，SAS）和抑郁自评量表（self-rating depression scale，SDS）评估患者有无焦虑、抑郁情绪及严重程度等。SAS 标准分的分界值为 50 分，50~59 分为轻度焦虑，60~69 分为中度焦虑，69 分以上为重度焦虑。SDS 结果分类标准为：< 0.5 为无抑郁；0.5~0.59 为轻微至轻度抑郁；0.6~0.69 为中至重度抑郁；0.7 以上为重度抑郁。如患者测出有明显焦虑或抑郁，应及时请精神科或心理科医师协助诊治。

4. 运动能力评估

包括心肺功能、肌力、柔韧性及平衡功能评估，其中心肺功能是基础。老年人多合并骨质疏松、关节损伤、肌肉减少症，心肺运动负荷试验较少采用，以六分钟步行试验和日常生活能力评定为主，二者可以提供基本的功能评估和术后的照料需要。日常生活能力评定（activity of daily living，ADL）量表 100 分为满分，< 20 分为严重功能缺陷，生活完全依赖；20~40 分，生活需要很大帮助；40~60 分，生活需要帮助；大于 60 分，生活基本自理。2017ACC 关于 TAVR 治疗决策路径专家共识中认为六分钟步行试验 < 50m 或者无法运动，或 > 1 项日常生活运动需要辅助下完成为失能。运动前肌力、柔韧性评估是制定抗阻训练及柔韧性训练处方的重要依据，等速肌力测试是肌力评估的金标准，如条件有限，也可用握力计设备评估肌力。柔韧性评估以徒手评估方法为主。平衡功能测试由平衡功能测试仪或 3m 往返步行、功能性前伸试验评估。

（二）术前调理

主要是改善营养状态和进行健康宣教，让患者在 TAVR 术前体力和精神达到最佳状态。

1. 制订膳食方案

如果患者存在虚弱、营养不良，建议请临床营养师制定膳食方案，改善患者营养不良，达到最佳功能状态。

2. 心理疏导

如发现患者有抑郁和焦虑等情绪，及时给予心理疏导，必要时请心理治疗师协助治疗。

3. 讲解心脏疾病知识

向患者讲解心脏疾病的相关知识，让患者了解手术和康复治疗的内容与意义。

（三）术后康复训练

术后康复训练主要包括饮食、药物、运动、戒烟和心理等。

1. 健康教育

改变生活方式：改变不良生活方式，进行饮食指导和疾病知识健康教育，控制危险因素，劝导戒烟。

2. 药物处方

根据患者的病情和诊断及时调整处方药物，规律服药。

3. 心理疏导和治疗

针对患者心理和情绪评估结果，给予心理疏导和咨询，必要时请心理治疗师协助诊疗。

4. 运动处方

根据病情或患者体适能评估、心肺运动试验结果，制定个体化的运动康复计划。

（1）术后监护病房运动康复：TAVR 术后患者无血流动力学不稳定、无术后穿刺部位活动性出血及血肿、无严重心律失常、心绞痛及失代偿性心力衰竭，无应用血管活性药物、无下肢深静脉血栓形成、无胸闷及呼吸困难等症状，无各种置管位置及使用异常，在主管医师充分评估能够耐受肢体活动并保证安全的前提下，应尽早开展早期运动康复。建议早期启动运动康复需同时满足以下临床指标：①平均动脉压（mean arterial pressure，MAP）为 60~100mmHg（1mmHg=0.133kPa）。② SBP 为 90~180mmHg。③ 血氧饱和度（oxygen saturation，SO_2）≥ 88%（静息未吸氧状态下）。④静息心率为 60~130 次/分。

监护病房运动康复主要以维持体位、床上翻身和转移为主，辅以局部手法治疗、局部肢体活动和呼吸训练，以减轻患者身体疼痛，促进患者尽早离床活动，防止术后血栓形成、肺部感染和肌肉萎缩等情况的发生。康复项目包括体位转移、翻身训练、被动或主动关节活动训练。对下肢穿刺点恢复良好的患者，要辅助床边坐立、坐位平衡、坐位转移等离床前准备训练，鼓励尽早进行屈膝抗重力训练，也要进行增强吸气肌力量的训练。对运动耐力较差的患者，进行被动体位转移、被动肢体运动、维持关节活动度、辅助坐位训练等。

TAVR 患者术后在监护病房的运动康复，目的是为患者出院后康复做好充分的准备。康复前签署知情同意书。从术后当天到出院，根据患者病情恢复情况和评估，确定每天的运动康复训练内容，并逐渐增加运动量。

（2）术后普通病房运动康复：TAVR 术后患者由监护病房转入普通病房后，可延续监护病房的运动康复，在康复治疗师指导下继续站立平衡、缓慢步行、上下台阶、低负荷抗阻及运动协调性训练。根据患者情况，酌情增加日常生活动作训练和吸气肌训练。对运动耐力较差的患者，可在康复治疗师、辅助设备的帮助下，进行踏步和八段锦等训练。根据患者个体情况可以进行六分钟步行试验，测试六分钟步行试验的距离，预测最大运动耐量，以此制定运动处方，指导出院后运动康复，制定随访计划。

（四）出院后康复训练

建议术后 1~6 个月于康复门诊继续进行康复训练。

TAVR 术后患者制定中长期康复计划。参照《美国心脏康复和二级预防项目指南（2020）》，结合我国 TAVR 患者术后的临床特点，建议门诊康复疗程为 12 周。康复前签署知情同意书。在运动康复训练中要监测患者心电、血压和血氧饱和度，关注患者症状和疲劳程度，保证患者在运动中的安全。门诊运动康复常采用三阶段运动模式，循序渐进，逐渐达到预定康复目标。

1. 第一步：热身运动

多采用低水平的有氧运动，持续 5~10min，目的是放松和伸展肌肉、提高关节活动度和身体的适应性，预防运动诱发的不良心血管事件及运动性损伤。

2. 第二步：持续运动

经过热身运动达到预定运动强度后，维持有氧运动 30min。若患者虚弱，可适当降低运动强度，缩短运动持续时间，从 5~10min 开始，逐渐增加到 30min。运动过程中要维持呼吸节律，做到用力时呼气，放松时吸气，不要屏气。

有氧运动是 TAVR 术后患者运动康复训练的基础，应根据患者运动能力评估结果，制定相应的有氧运动处方。建议用心率储备法计算目标运动强度，维持 RPE 评分在 11~12 分为宜。

抗阻训练是 TAVR 术后患者运动康复训练的重要形式，建议用哑铃或弹力带。针对上肢肌群进行力量训练，可使用哑铃做肩前屈、外展、后伸、内收、屈肘、伸肘、前臂旋前及旋后等动作，也可结合使用弹力带进行耐力训练，抗阻训练过程中避免 Valsalva 动作，维持 RPE 评分在 11~12 分为宜。

3. 第三步：恢复运动

恢复运动是指从降低运动强度直到停止运动的过程，时间为5~10min。以低强度有氧运动为主，建议结合抗自身重力或低负荷抗阻训练，也可结合运动协调性训练及平衡训练。

（五）长期家庭康复训练

依据病情和门诊康复治疗情况制定长期家庭康复计划，巩固治疗效果。定期门诊修正心脏康复处方。

（李德隆　许德星　杨聪雅）

参考文献

[1] 丁荣晶,胡大一,马依彤.冠心病患者运动治疗中国专家共识[J].中华心血管病杂志,2015,43(7):575-588.

[2] 美国心肺康复协会.美国心脏康复和二级预防项目指南[M].北京：人民卫生出版社，2017:61-77.

[3] 丁荣晶,胡大一.中国心脏康复与二级预防指南2018精要[J].中华内科杂志,2018,57(11):802-810.

[4] 国家心血管病中心《中西医结合I期心脏康复专家共识》专家委员会.中西医结合I期心脏康复共识[J].中华高血压杂志,2017,25(12):1140-1148.

[5] KWOK C S,ANDERSON S G,MYINT P K,et al.Physical activity and incidence of atrial fibrillation:A systematic review and meta-analysis[J].International Journal of Cardiology, 2014, 177(2):467-476.

[6] MOZAFFARIAN D,FURBERG C D,PSATY B M,et al.Physical activity and incidence of atrial fibrillation in older adults: the cardiovascular health study[J]. Circulation, 2008, 1(3):800-807.

[7] QURESHI W T, et al.Cardiorespiratory Fitness and Risk of Incident Atrial Fibrillation: Results From the Henry Ford Exercise Testing (FIT) Project[J]. Circulation, 2015, 131(21): 1827-1834.

[8] RAJEEV K.Impact of CARDIO respiratory FITness on Arrhythmia Recurrence in Obese Individuals With Atrial Fibrillation: The CARDIO-FIT Study[J]. Journal of the

American College of Cardiology, 2015, 66(9):985−996.

[9] SANTOS−LOZANO A,SANCHIS−GOMAR F,BARRERO−SANTALLA S,et al.Exercise as an adjuvant therapy against chronic atrial fibrillation[J]. International Journal of Cardiology, 2016, 207:180−184.

[10] MONT L,SAMBOLA A,BRUGADA J,et al.Long−lasting sport practice and lone atrial fibrillation[J]. European Heart Journal, 2002(6):477−482.

[11] JAWDAT,ABDULLA,ROKKEDAL J,et al.Is the risk of atrial fibrillation higher in athletes than in the general population? A systematic review and meta−analysis[J].EP Europace, 2009,11(9):1156−1159.

[12] THELLE D S,SELMER R,GJESDAL K,et al.Resting heart rate and physical activity as risk factors for lone atrial fibrillation: a prospective study of 309540 men and women[J]. Heart, 2013, 99(23):1755−1760.

[13] DONNA K,ARNETT.2019 ACC/AHA Guideline on the Primary Prevention of Cardiovascular Disease: Executive Summary: A Report of the American College of Cardiology/American Heart Association Task Force on Clinical Practice Guidelines[J]. Journal of the American College of Cardiology, 2019, 74(10):1376−1414.

[14] PIERCY K L,TROIANO R P,BALLARD R M,et al.The Physical Activity Guidelines for Americans[J]. JAMA The Journal of the American Medical Association, 2018, 320(19):2020−2028.

[15] 中华医学会心血管病学分会预防学组，中国康复医学会心血管病专业委员会．冠心病患者运动治疗中国专家共识 [J]. 中华心血管病杂志，2015, 43(7):575−588.

[16] 郭兰，王磊，刘遂心，等．心脏运动康复 [M].南京：东南大学出版社，2014:13−88.

[17] 张抒扬，冯雪．心脏康复流程 [M]. 北京：人民卫生出版社,2017: 34−76.

[18] HERDY A H,RITT L,STEIN R,et al.Cardiopulmonary Exercise Test: Background, Applicability and Interpretation[J]. Arquivos Brasileiros De Cardiologia, 2016, 107(5):467−481.

[19] ADACHI, HITOSHI. Cardiopulmonary Exercise Test[J]. International Heart Journal, 2017, 58(5):654−665.

[20] HUXLEY R R,MISIALEK J R,AGARWAL S K,et al.Physical Activity, Obesity, Weight Change, and Risk of Atrial Fibrillation the Atherosclerosis Risk in Communities Study[J]. Circulation Arrhythmia & Electrophysiology, 2014, 7(4): 620−625.

[21] CALKINS H,HINDRICKS G,CAPPATO R,et al.2017 HRS/EHRA/ECAS/ APHRS/SOLAECE expert consensus statement on catheter and surgical ablation of atrial fibrillation[J]. Journal of International Cardiac Electrophysiology, 2018,20:157−208.

[22] PAUL,DORIAN,WEMER, et al.The impairment of health−related quality of life in patients with intermittent atrial fibrillation: implications for the assessment of investigational therapy[J].Journal of the American College of Cardiology,2000,36(4):1303−1309.

[23] LUNT D,BRIFFA T,BRIFFA N K,et al.Physical activity levels of adolescents with congenital heart disease[J].The Australian journal of physiotherapy, 2003, 49(1):43−50.

[24] MOOLA F,FAULKNER G,KIRSH J A,et al.Physical activity and sport participation in youth with congenital heart disease: perceptions of children and parents[J]. Adapted Physical Activity Quarterly Apaq, 2008, 25(1):49.

[25] OPIC P,UTENS E,CUYPERS J,et al.Sports participation in adults with congenital heart disease[J].International Journal of Cardiology,2015,187:175−182.

[26] BUYS R,VAN D B A,BUDTS W,et al.In adults with atrial switch operation for transposition of the great arteries low physical activity relates to reduced exercise capacity and decreased perceived physical functioning[J]. Acta Cardiologica, 2012, 67(1):49−57.

[27] FREDRIKSEN P M,PETTERSEN E,THAULOW E.Declining aerobic capacity of patients with arterial and atrial switch procedures[J].Pediatric Cardiology,2009,30(2):166.

[28] KEMPNY A,DIMOPOULOS K,UEBING A,et al.Reference values for exercise limitations among adults with congenital heart disease. Relation to activities of daily life—single centre experience and review of published data[J]. European Heart Journal, 2012, 33(11):1386.

[29] TIKKANEN A U,OPOTOWSKY A R,BHATT A B,et al.Physical activity is associated with improved aerobic exercise capacity over time in adults with congenital heart disease[J]. International Journal of Cardiology,2013,168(5):4685−4691.

[30] HORNER T,LIBERTHSON R,JELLINEK M S.Psychosocial Profile of Adults With Complex Congenital Heart Disease[J]. Mayo Clinic Proceedings,2000,75(1):31−36.

[31] KOYAK Z,HARRIS L,GROOT J,et al.Sudden Cardiac Death in Adult Congenital Heart Disease[J].Circulation,2012,126(16):1944−1954.

[32] BABISS L A,GANGWISCH J E.Sports participation as a protective factor against

depression and suicidal ideation in adolescents as mediated by self−esteem and social support[J]. Journal of Developmental & Behavioral Pediatrics,2009,30(5):376−384.

[33] FOX C K,BARR−ANDERSON D,NEUMARK−SZTAINER D,et al.Physical Activity and Sports Team Participation: Associations With Academic Outcomes in Middle School and High School Students[J].J Sch Health,2010,80(1):31−37.

[34] DILLER G P,DIMOPOULOS K,OKONKO D,et al.Heart rate response during exercise predicts survival in adults with congenital heart disease[J].Journal of the American College of Cardiology,2006,48(6):1250−1256.

[35] REYBROUCK T,MERTENS L.Physical performance and physical activity in grown−up congenital heart disease[J].Eur J Cardiovasc Prev Rehabil,2005,12(5):498−502.

[36] LAVIE C J,MILANI R V.Adverse Psychological and Coronary Risk Profiles in Young Patients With Coronary Artery Disease and Benefits of Formal Cardiac Rehabilitation[J]. Archives of Internal Medicine,2006,166(17):1878−1883.

[37] GIERAT−HAPONIUK K,HAPONIUK I,CHOJNICKI M,et al.Exercise capacity and the quality of life late after surgical correction of congenital heart defects[J]. Kardiologia Polska,2011,69(8):810−815.

[38] DEAN P N,GILLESPIE C W,GREENE E A,et al.Sports Participation and Quality of Life in Adolescents and Young Adults with Congenital Heart Disease[J].Congenital Heart Disease, 2015,10(2):169−179.

[39] RW A,PEC A,RT A,et al.Transcatheter Aortic Valve Replacement in Low−Risk Patients With Symptomatic Severe Bicuspid Aortic Valve Stenosis[J].JACC: Cardiovascular Interventions,2020,13(9):1019−1027.

[40] LEON M B,SMITH C R,MACK M,et al.Transcatheter Aortic−Valve Implantation for Aortic Stenosis in Patients Who Cannot Undergo Surgery[J].New England Journal of Medicine,2010,363(17):1597−1607.

[41] LEON M B,SMITH C R,MACK M J,et al.Transcatheter or Surgical Aortic−Valve Replacement in Intermediate−Risk Patients[J]. New England Journal of Medicine, 2016:1609.

[42] 中国医师协会心血管内科医师分会结构性心脏病专业委员会，中华医学会心血管病学分会结构性心脏病学组．经导管主动脉瓣置换术中国专家共识 [J]. 中国介入心脏病学杂志，2015, 23(12):661−667.

[43] MANDEEP S,RALPH S,HARVEY W.Importance of frailty in patients with cardiovascular disease[J].European Heart Journal,2014(26):1726.

[44] PRESSLER A,CHRISTLE J W,LECHNER B,et al.Exercise training improves exercise capacity and quality of life after transcatheter aortic valve implantation: A randomized pilot trial[J].American Heart Journal,2016,182:44−53.

[45] AMBROSETTI M,SALERNO M,ZAMBELLI M,et al.Deep vein thrombosis among patients entering cardiac rehabilitation after coronary artery bypass surgery[J]. Chest,2004,125(1):191.

[46] 中华医学会心血管病学分会结构性心脏病学组，中国医师协会心血管内科医师分会结构性心脏病专业委员会.中国经导管主动脉瓣置换术临床路径专家共识[J]. 中国循环杂志，2018, 33(12):1162−1169.

[47] GENTA F T.Cardiac Rehabilitation for Transcatheter Aortic Valve Replacement[J]. Clinics in Geriatric Medicine,2019,35(4):539−548.

[48] YU M,LI S. Baduanjin exercise for patients with ischemic heart failure on phase−II cardiac rehabilitation (BEAR trial): study protocol for a prospective randomized controlled trial[J].Trials,2018,19(1):381.

[49] BAULDOFF, EMERY,C. F,et al.Clinical competency Guidelines for Pulmonary Rehabilitation professionals: Position statement of the American Association of Cardiovascular and Pulmonary Rehabilitation[J]. Journal of cardiopulmonary rehabilitation and prevention,2014,34(5):291−302.

[50] SMITH,CRAIG R,LEON,et al.Transcatheter versus Surgical Aortic−Valve Replacement in High−Risk Patients[J].New England Journal of Medicine,2011,364(23):2187−2198.

[51] MACK M J,LEON M B,THOURANI V H,et al.Transcatheter Aortic−Valve Replacement with a Balloon−Expandable Valve in Low−Risk Patients[J].New England Journal of Medicine, 2019,380(12):1695−1705.

[52] MANDEEP S,RALPH S,HARVEY W.Importance of frailty in patients with cardiovascular disease[J].European Heart Journal,2014,35(26):1726−1731.

[53] PRESSLER A,CHRISTLE J W,LECHNER B,et al.Exercise training improves exercise capacity and quality of life after transcatheter aortic valve implantation:A randomized pilot trial[J].American Heart Journal,2016,182:44−53.

第二节 慢性心力衰竭的物理治疗

慢性心力衰竭 (chronic heart failure, CHF), 是所有心血管疾病的严重期和终末期表现, 具有发病率高、住院率高、病死率高等特点, 给家庭和社会带来沉重的负担。CHF 发生发展的基本机制是心室重塑, 表现为心室腔扩大、室壁肥厚和心室腔几何形态的改变, CHF 的临床症状表现为运动耐受性下降, 包括劳累性呼吸困难和疲劳。以前, 因害怕加重症状和加速疾病进程, CHF 患者被禁止运动。早期对 CHF 患者运动训练的研究表明, 运动训练会促进心脏功能恶化, 但随后的几项研究表明, 运动训练不仅安全, 而且可能有益于 CHF 患者通过运动训练改善血流动力学、病理生理学和临床参数。大量研究表明, 以运动为核心的心脏康复能显著改善 CHF 患者的运动耐力、提高生活质量、改善抑郁情绪、显著降低再住院风险、改善临床预后, 对左心室重构及舒张功能也有改善作用。

CHF 的心脏康复包括系统评估、药物处方、运动处方、营养处方、心理处方和危险因素控制 (包括戒烟处方), 提高患者治疗依从性和自我管理能力。评估是心脏康复的前提, 有助于了解患者的整体状态、危险分层及影响疗效和预后的各种因素, 为患者制定优化治疗策略, 实现 CHF 的全面、全程管理。评估时间包括 5 个时间点, 分别为初始基线评估、每次运动治疗前评估、针对新发或异常体征及症状的紧急评估、心脏康复治疗周期中每 30d 再评估及结局评估。

■、评估内容

(一) 病史采集

通过问诊, 了解并记录患者的心血管疾病病史和其他脏器病史、规范使用抗心衰药物情况、服药依从性、药物不良反应及心衰症状等。

（二）生命体征和生化检测

通过测量患者的生命体征及血生化指标，了解患者病情是否平稳。心肌损伤标记物及脑钠肽（brain natriuretic peptide，BNP）或氨基末端 B 型利钠肽前体（n-terminal pro-b-type natriuretic peptide，NT-proBNP）升高有助于评估其严重程度及预后。

（三）功能学检查

通过心电图、X 线胸片、超声心动图、运动负荷试验及其他徒手评定方法等进行功能学检查，主要了解心脏结构和收缩舒张功能、心电活动、心肺储备功能、潜在的心血管风险、肌力和肌肉耐力、柔韧性、平衡性、协调性等。为了实现安全有效的运动康复，运动负荷试验是重要的评估手段。

（四）社会心理状态和生活质量评估

可选用健康调查 36 条简表（SF-36）、健康调查 12 条简表（SF-12）、欧洲五维健康量表（EQ-5D）等普适量表及明尼苏达心衰生活质量问卷等特制量表，评估患者的日常生活能力和生活质量；通过健康问卷 9 项（PHQ-9）和广泛焦虑问卷（GAD-7）评估患者的精神心理状态；采用匹兹堡睡眠质量评定量表客观评价患者的睡眠质量，对高度怀疑有睡眠呼吸暂停的患者采用多导睡眠监测仪或便携式睡眠呼吸暂停测定仪了解患者夜间缺氧程度、睡眠呼吸暂停时间及次数。

（五）了解患者既往生活方式

了解并记录患者日常运动习惯、饮食习惯、液体出入量、体重管理、盐的摄入和营养状况、对疾病的看法和自我管理效能；检查患者是否有限制运动的因素，如肌肉骨骼系统疾病、贫血、电解质紊乱及血糖水平等限制运动能力的因素。

二、运动康复适应证与禁忌证

根据国际临床共识或指南的建议,急性失代偿性心力衰竭患者(包括慢性心衰急性发作)若生命体征平稳则需早期活动(I期康复);美国纽约心脏病协会(New York Heart Association, NYHA)建议心功能I~III级生命体征平稳的CHF患者可进行运动康复。

(一)禁忌证

(1)急性冠脉综合征早期(2d内)。

(2)恶性心律失常。

(3)急性心衰(血流动力学不稳定)。

(4)静息血压> 200/110mmHg。

(5)高度房室传导阻滞。

(6)急性心肌炎、心包炎或心内膜炎。

(7)有症状的主动脉瓣重度狭窄。

(8)严重的梗阻性肥厚型心肌病。

(9)急性全身性疾病。

(10)心内血栓。

(11)近3~5d静息状态下进行性呼吸困难加重或运动耐力减退。

(12)低功率运动负荷出现严重的心肌缺血(< 2METs或< 50W)。

(13)糖尿病血糖控制不理想。

(14)急性栓塞。

(15)血栓性静脉炎。

(16)新发心房颤动或心房扑动。

(二)相对禁忌证

(1)过去1~3d内体重增加> 1.8kg。

(2)正接受间断或持续的多巴酚丁胺治疗。

（3）运动时收缩压降低。

（4）NYHA 心功能Ⅳ级。

（5）休息或劳力时出现复杂性室性心律失常。

（6）仰卧位时静息心率 ≥ 100 次 / 分。

（7）合并有运动受限的疾病。

三、运动处方原则

遵循运动处方制定的总原则，包括6大要素：运动种类、强度、频率、时间、进度及注意事项。运动种类以改善心肺功能的有氧运动为主，辅以抗阻训练、柔韧性运动、平衡运动及呼吸肌训练，柔韧性运动可以作为热身和整理运动。对大多数 CHF 患者来说，在 3~4 周内逐步增加运动强度、时间、频率，目标运动总量逐步达到 3~7 MET-h/wk。

四、心肺功能障碍及康复治疗策略

（一）呼吸困难

1. 原因分析

呼吸困难可由左心或右心衰竭引起，两者发生机制不同，左心衰竭所致的呼吸困难较为严重。左心衰竭引起呼吸困难的主要原因是肺淤血和肺泡弹性降低，特点是活动时出现或加重，休息时减轻或缓解，仰卧位时加重，坐位时减轻。因活动时心脏负荷加重，机体耗氧量增加；坐位时下半身回心血量减少，肺淤血程度减轻，同时，坐位时膈位置降低，膈肌活动增大，肺活量可增加 10%~30%，因此，病情较重的患者常被迫采取半坐位或端坐体位呼吸。右心衰竭引起呼吸困难的原因主要是体循环淤血，其呼吸困难程度较左心衰竭轻，常伴有食欲不振、腹胀、恶心、呕吐、便秘及上腹疼痛等症状。

2. 康复策略

（1）放松体位：让患者采取舒适放松的体位，使全身的肌肉放松。

如采用前倾位，可增大膈肌收缩，改善呼吸困难。

（2）缩唇呼吸：吸气时用鼻子，呼气时嘴呈缩唇状施加一些抵抗，慢慢呼气，此方法可使气道内压力增高，防止气道陷闭，使每次通气量上升，呼吸频率、静息每分钟通气量降低。

（3）坐位腹式呼吸：患者采用的体位是坐在床上或椅子上，足跟着地，让患者的脊柱伸展并保持前倾坐位。患者一手放在膝外侧支撑体重，另一手放在腹部。治疗师一手放在患者的颈部，触及斜角肌的收缩。另一手放在患者的腹部，感受横膈的收缩。这样能够发现患者突然出现的意外和不应出现的胸式呼吸。正确的腹式呼吸是吸气时横膈膜开始收缩，然后斜角肌等呼吸辅助肌使收缩扩大，呼气时吸气肌放松处于迟缓状态。

（二）呼吸肌功能下降

1.原因分析

肌肉血流量和动脉血氧浓度决定了呼吸肌氧供，在严重心功能衰竭时，两者均降低，因此，严重心功能衰竭会损害呼吸肌功能。随着心力衰竭逐步进展，氧供减少，特别是伴发阻塞性肺疾病时，呼吸功增加，会导致肌肉疲劳，呼吸肌功能下降。

2.康复策略

训练方法可使用吸气肌训练、徒手抗阻训练等。推荐的训练频率是每天 1~2 次，共 20~30min，每周 3~5 次，持续 6 周。

（三）运动耐力下降

1.原因分析

心衰患者运动耐力下降的原因很多。①心功能下降、心排血量减少导致到达运动肌肉的血流量减少，进而使最大摄氧量减少。心肌本身收缩能力的下降，对 β - 肾上腺素的不敏感，交感神经和肾素 - 血管紧张素系统活性的增加导致的外周阻力增加，外周动脉扩张剂对运动的敏感性降低等均可导致射血分数减少。②外周因素，包括血管内皮功能异常、血管扩张剂的作用及心排血量分布异常。如心衰患者容易感到疲倦主要是因为血液中抑制炎症的信使物质含量较高，肌肉容易疲劳。

2. 康复策略

根据患者实际情况建立运动处方，主要包括运动强度、运动频率、运动方式和运动时间4个方面。

（1）运动强度：以心率为标准确定运动强度，从安全性考虑，《慢性稳定性心力衰竭运动康复中国专家共识》建议 CHF 患者的运动强度从 50%~60% 开始。以储备心率（最大运动心率 – 静息心率）的百分数为运动强度的标准，百分数范围为 40%~70% HRR，多为 60%~70% HRR。以 60% HRR 为例，运动时目标心率＝静息心率+(最大运动心率 – 静息心率）× 0.6。建议从 40%HRR 开始，逐步递增。以 peakVO$_2$ 为标准确定运动强度：50%~80%peakVO$_2$。针对中国 CHF 患者，建议从 50%peakVO$_2$ 开始，逐步递增。以 AT 为标准确定运动强度：AT 相当于 50%~60%peakVO$_2$，对中国 CHF 患者，推荐以 AT 为标准的运动强度。以 Borg 自觉疲劳程度分级评分为标准确定运动强度，推荐 RPE10–14（20 级表）。

（2）运动频率：推荐慢性心衰患者每周进行 3~5 次的康复运动。运动耐量＜ 3METs(相当于 25~40W) 的 CHF 患者可从每天少量（每次 3~10min）多次的运动中获益；对于运动耐量为 3~5METs(相当于 40~80W) 的患者，以每天 2~3 次、每次 15min 的运动为宜；运动耐量＞ 5METs 的患者，推荐每周 3~5 次，每次 20~30min 的运动处方。

（3）运动方式：主要包括有氧训练和抗阻训练。①有氧训练：中等强度是指运动强度为 3~6METs，反映在主观感觉上是第 2d 无疲劳、肌肉酸痛等不适。此活动强度所对应的其他评估指标还有最大耗氧量的 40%~59%、静息心率加上储备心率的 40%~59%、最大心率的

50%~69%、RPE12~13。常用的训练方式有功率自行车、快步走、游泳等。中等强度有氧训练是目前心力衰竭患者可采取的最成熟的运动方式，中心作用较明显，外周作用平稳，是公认的最为安全有效、是射血分数减低的心力衰竭患者的首选运动。高强度间歇性有氧训练是指运动强度＞6METs，完成运动后感觉疲累，如跑步、爬台阶、快舞等，运动训练期与间歇期的时间比一般是1：1，可依患者健康状况进行调整，运动训练期从几十秒到几分钟不等，目前最常用的是0.5~4min，间歇期可以休息也可进行低强度运动。此活动强度所对应的其他评估指标还有最大耗氧量的60%~84%、静息心率加上储备心率的60%~84%、最大心率的70%~89%、RPE14~16。高强度间歇性有氧训练运动刺激较大，在提高运动能力、心肺适应等方面效果更明显，且不易产生疲劳，患者依从性较好。患者适应了中等强度持续性训练后，在严密的监测下可联合高强度间歇性有氧训练。②抗阻训练：常用弹力带、哑铃等抗阻方法，每周2~3次，每次每个大肌群2~4组，每组重复12~15次，初始负荷为上肢最大负荷量(指某肌肉一次能对抗的最大重量，且只能对抗一次就会感到疲累)的30%~40%，下肢最大负荷量的50%~60%，适应后以每次5%负荷量增加，直至疲劳，用力指数为11~14。训练方法繁多：推胸训练、肩上推举、三头肌伸展、二头肌屈曲、下背部伸展、背阔肌下拉、腹肌练习、股四头肌伸展、小腿屈伸、腓肠肌训练等。

（4）运动时间：有氧运动是CHF患者的首选运动方式，开始时建议低强度，每周2次，每次5~10min。如果耐受良好，训练次数及每次的训练时间均可增加，目标是每周3~5次，每次20~60min中高强度训练。患者进行高强度间歇性有氧训练时宜先进行短暂的中高强度运动10~30s，后辅以60~80s无运动或低强度运动的恢复期。每次高强度运动的运动期包括4min高强度运动、3min恢复及5~10min的热身。

（董永达　卓辉林）

参考文献

[1] LINDENFELD J,ALBERT N M,BOEHMER J P.HFSA 2006 Comprehensive Heart Failure Practice Guideline[J].Journal of Cardiac Failure,2006,12(1):el—el22.

[2] HAO G,WANG X,CHEN Z,et al.Prevalence of heart failure and left ventricular dysfunction in China:the China Hypertension Survey,2012 - 2015[J].European Journal of Heart Failure,2019,21(11):1329—1337.

[3] O'CONNOR C M,WHELLAN D J,LEE K L,et al.Efficacy and Safety of Exercise Training in Patients With Chronic Heart Failure: HF—ACTION Randomized Controlled Trial[J]. JAMA,2009,301(14):1439—1450.

[4] FLYNN K E,IL P,WHELLAN D J,et al.Effects of Exercise Training on Health Status in Patients With Chronic Heart Failure:HF—ACTION Randomized Controlled Trial[J]. Jama the Journal of the American Medical Association,2009,301(14):1451—1459.

[5] BELARDINELLI B,GEORGIOU D,CIANCI G,et al.10—Year Exercise Training in Chronic Heart Failure : A Randomized Controlled Trial[J]. Journal of the American College of Cardiology, 2012, 60(16):1521—1528.

[6] HAYKOWSKY M J,LIANG Y,D PECHTER,et al.A meta—analysis of the effect of exercise training on left ventricular remodeling in heart failure patients: the benefit depends on the type of training performed[J]. Journal of the American College of Cardiology,2007,49(24):2329—2336.

[7] PANDEY A,PARASHAR A,KUMBHANI D,et al.Exercise Training in Patients With Heart Failure and Preserved Ejection Fraction: Meta—Analysis of Randomized Control Trials[J].Circulation Heart Failure,2014,8(1):33—40.

[8] PIñA I L,BITTNER V,CLARE R M,et al.Effects of exercise training on outcomes in women with heart failure:analysis of HF—ACTION(Heart Failure—A Controlled Trial Investigating Outcomes of Exercise Training)by sex[J].Jacc Heart Fail,2014,2(2):180—186.

[9] LIU J L,IRVINE S,REID I A,et al.Chronic exercise reduces sympathetic nerve activity in rabbits with pacing—induced heart failure: A role for angiotensin II[J]. Circulation,2000,102(15):1854—1862.

[10] GIELEN S,SCHULER G,ADAMS V.Cardiovascular effects of exercise training: molecular mechanisms[J].Circulation,2010,122(12):1221—1238.

[11] YANCY C W,JESSUP M,BOZKURT B,et al.2013 ACCF/AHA Guideline for

the Management of Heart Failure: Executive Summary: A Report of the American College of Cardiology Foundation/American Heart Association Task Force on Practice Guidelines[J]. Journal of the American College of Cardiology,2013,128:1810−1852.

[12] PONIKOWSKI P,VOORS A A,ANKER S D,et al.2016 ESC Guidelines for the diagnosis and treatment of acute and chronic heart failure[J].European Journal of Heart Failure,2016,18(8):2129−2200.

[13] REEVES G R,WHELLAN D J,O'CONNOR C M,et al.A Novel Rehabilitation Intervention for Older Patients With Acute Decompensated Heart Failure: The REHAB−HF Pilot Study[J].Jacc Heart Failure,2017,5(5):359−366.

[14] PIEPOLI M F,CONRAADS V,U C,et al.Exercise training in heart failure:from theory to practice.A consensus document of the Heart Failure Association and the European Association for Cardiovascular Prevention and Rehabilitation[J].European Journal of Heart Failure,2014,13(4):347−357.

[15] MOE G W,EZEKOWITZ J A,O'MEARA E,et al.The 2013 Canadian Cardiovascular Society Heart Failure Management Guidelines Update: Focus on Rehabilitation and Exercise and Surgical Coronary Revascularization[J].Canadian Journal of Cardiology,2014,30(3):249−263.

[16] 中国康复医学会心血管病专业委员会,中国老年学学会心脑血管病专业委员会.慢性稳定性心力衰竭运动康复中国专家共识[J].中华心血管病杂志,2014,42(9):714−720.

[17] Oxford University Press. Recommendations for exercise training in chronic heart failure patients[J].European Heart Journal,2001,22(2):125−135.

[18] MYERS J,OLIVEIRA R,DEWEY F,et al.Validation of a Cardiopulmonary Exercise Test Score in Heart Failure[J].Circulation Heart Failure,2013,6(2):211−218.

[19] SHAH M R,HASSELBLAD V,GHEORGHIADE M,et al.Prognosticusefulness of the six−minute walk in patients with advanced congestive heart failure secondary to ischemicor nonischemic cardiomyopathy[J].Am J Cardiol,2001,88(9):987−993.

[20] FLETCHER G F,ADES P A,KLIGFIELD P,et al.Exercise standards for testing and training:a scientific statement from the American Heart Association[J]. Circulation, 2013,128(8):873−934.

[21] KETEYIAN S J,SQUIRES R W,ADES P A,et al.Incorporating patients with chronic heart failure into outpatient cardiac rehabilitation: practical recommendations for exercise and self−care counseling−a clinical review[J].J Cardiopulm Rehabil

Prev,2014,34(4):223-232.

[22]SCHOENFELD B J,GRGIC J,OGBORN D,et al.Strength and Hypertrophy Adaptations Between Low- vs.High-load Resistance Training:A Systematic Review and Meta-analysis[J].Journal of Strength & Conditioning Research,2017,31(12):3508-3523.

[23]中华医学会心血管病学分会心力衰竭学组,中国医师协会心力衰竭专业委员会,中华心血管病杂志编辑委员会.中国心力衰竭诊断和治疗指南2018[J].中华心力衰竭和心肌病杂志,2018,2(4):196-225.

[24]中国康复学会心血管病专业委员会,中国老年学会心脑血管病专业委员会.在心血管科就诊患者的心理处方中国专家共识[J].中华心血管病杂志,2014,42(1):6-13.

[25]中国康复医学会心血管病专业委员会,中国营养学会临床营养分会,中华预防医学会慢性病预防与控制分会,等.心血管疾病营养处方专家共识[J].中华内科杂志,2014,053(002):151-158.

第三节　高血压的物理治疗

　　高血压是中国居民最常见的慢性病之一,是城乡居民心脑血管疾病死亡的最重要的危险因素,严重影响人民健康和社会经济发展。高血压需要加强综合防控,强化早期筛查和早期发现,推进疾病治疗向健康管理转变。高血压患病率随年龄的增加而明显升高,且患病年轻化趋势日益显著,高血压的知晓率、治疗率和控制率总体仍处于较低水平,我国高血压整体防治状况仍有待进一步改善。

一、危险因素

　　高血压的主要影响因素包括遗传、年龄、超重或肥胖、高盐饮食、吸烟、过量饮酒、运动量不足、长期精神紧张、空气污染等。个体具有的危险因素越多,程度越严重,血压水平越高,高血压患病风险越大。

(一)膳食

　　不健康的饮食习惯是高血压的重要危险因素,高盐、高脂饮食可导致血压升高。无论在成年人还是儿童或青少年中，钠的摄入量与血压水平、高血压患病率均呈正相关。多个荟萃分析结果显示，减少食盐摄入量可降低血压，预防高血压发生。目前，世界卫生组织建议每人每日食盐摄入量不超过 5g。膳食纤维可以降低钠盐吸收，增加钠离子排出，抑制血压升高。增加不饱和脂肪酸（如大豆油、橄榄油、茶油等植物油及鱼油）和减少饱和脂肪酸（如猪油、黄油等）的摄入，有利于降低血压。过量饮酒会提高血压升高的风险，根据《中国居民膳食指南（2016）》，中国人危险饮酒指男性平均每日纯酒精摄入量为 41~60g、女性为 21~40g，有害饮酒指男性平均每日纯酒精摄入量＞60g、女性＞40g。我国 18 岁及以上居民饮酒者中有害饮酒率为 9.3%。限制饮酒与血压下降效果显著相关，酒精摄入量平均减少 67%，收缩压下降约 3.3mmHg（1mmHg=0.133kPa），舒张压下降约 2mmHg。

（二）吸烟

吸烟会导致血压升高、心率加快，吸烟者的收缩压和舒张压均明显高于不吸烟者，有高血压家族史、肥胖、血脂异常的吸烟者患高血压的风险更高。吸二手烟也会导致血压升高、高血压患病率增加，且对女性影响尤甚。丈夫吸烟，妻子患高血压的风险是丈夫不吸烟者的 1.28 倍。戒烟可显著降低高血压患者心脑血管疾病进展的风险，可使冠心病患者的远期病死率降低 36%。戒烟并控制血压可使人群缺血性心脏病的发病风险降低 66.67%。

（三）超重和肥胖

超重、肥胖会增加高血压和心脑血管疾病的患病风险，尤其是中心性肥胖。肥胖者发生高血压的风险是 BMI 正常者的 3 倍。BMI 平均每增加 10kg/m^2，男性收缩压升高 17mmHg、女性升高 14mmHg。

（四）缺乏运动

积极规律的运动可降低高血压的患病风险，改善体质和健康水平。大量证据表明，高血压患者可从适量运动中获益，适量运动可降低高血压患者心脑血管疾病进展的风险。规律的（每周 ≥ 3d）、每次持续一段时间的（30~45min 或以上）中等强度运动可使收缩压下降5~17mmHg，舒张压下降 2~10mmHg。

（五）精神心理因素

高血压发病与长期精神紧张、焦虑、高负荷压力等因素显著相关。在应激状态下，心率、血压、体温、肌肉紧张度、代谢水平等均可能发生显著变化。长期或慢性、反复出现、不可预期的应激因素往往是导致高血压的重要因素，对持续存在应激的人群，应加强评估、筛查应激水平及身心健康状况。焦虑、抑郁状态可提高高血压的患病风险，一项包括 45.5 万人为期 5 年的研究发现，焦虑使高血压患病风险提高约 2 倍，抑郁使女性高血压患病风险提高约 3.5 倍，另一方面，高血压患者更容易出现焦虑、抑郁症状。

二、管理与治疗

高血压患者的管理目标：进行综合干预，开展全方位生活方式干预（营养指导、运动处方、心理干预等）和药物治疗，提高高血压的治疗率和控制率，预防心脑血管事件。单纯高血压患者血压应降至＜140/90mmHg，能耐受者可进一步降至＜ 130/80mmHg。

（一）生活方式干预

1. 营养干预

（1）个体评估：对高血压患者需要进行体重、饮食及临床合并症评估。体重评估和饮食评估的内容可参照高血压易患人群的营养指导。合并症评估包括冠状动脉粥样硬化性心脏病、卒中、糖尿病、肾脏疾病、痛风等。

（2）膳食干预：遵循平衡膳食的理念，高血压患者的膳食指导原则和干预方法可参照高血压易患人群的营养指导，高血压患者应戒酒。

对于有合并症的高血压患者，还需遵循以下膳食指导原则。①高血压合并缺血性卒中患者：严格控制食盐摄入，建议每人每日食盐摄入量< 3.0g。②高血压合并肾脏疾病患者：更严格地控制食盐摄入，要求每人每日食盐摄入量< 3.0g，不吃咸肉、咸菜等含盐高的菜品或腌制品，不进食辛辣调味品及咖啡、浓茶等刺激食物。需限制蛋白质摄入量，每日膳食中蛋白质供给量为每千克体重0.6~0.8g，并且有50%~70%蛋白质来自优质蛋白类食物，首选鱼虾、瘦肉、禽蛋、奶类和豆制品等。可选择全麦淀粉、低蛋白大米或低蛋白米粉、藕粉、粉皮或薯类作为碳水化合物的主要来源。限制脂肪摄入，特别是肥肉、动物内脏等动物性脂肪含量高的食物。限制钾、磷的摄入，每日磷摄入量< 1000mg，减少食用可乐、加工食品等；钾摄入量< 2000mg，选择西兰花、西葫芦、绿豆芽、冬瓜、大白菜、卷心菜、黄瓜、茄子等钾含量低的蔬菜。③高血压合并糖尿病患者：选择低血糖生成指数的全谷类食物，不吃含精制糖的食物。④高血压合并痛风患者：限制高嘌呤动物性食物，避免食用肝脏、肾脏等动物内脏，贝类、牡蛎、虾蟹等带甲壳的海产品及浓肉汤、肉汁等。对于急性痛风发作、药物控制不佳或慢性痛风性关节炎的患者，应戒酒并禁用含酒精饮料。建议摄入脱脂或低脂乳类及其制品、蛋类、足量的新鲜蔬菜，鼓励选择低血糖生成指数的全谷类食物，充足饮水。

2. 运动干预

高血压患者常伴有多种危险因素或慢性疾病，有一定的运动风险，运动干预方案的制定需重点强调安全性、有效性和运动监测，即选择适合当前健康水平和健康目标的体育活动类型，通过循序渐进的运动获得健康益处。鉴于高血压人群的特殊性，需注意：①对于未控制的3级高血压患者，必须由临床医生进行评估并服用降压药物之后才可开始训练计划。②高血压患者不需要进行较大强度（≥ 60% 心率储备）的有氧运动，中等强度的有氧运动（40%~60% 心率储备）可获得最佳风险收益比。③降压药物，如β受体阻滞剂、钙通道阻滞剂（calcium channel blockers，CCB）及血管扩张剂，会引起运动后血压突然下降，需要延长整理活动时间并密切观察。④运动方案时效与调整：运动3周后可增加运动时间和强度，或评估是否继续运动，或调整下一阶段的训练。⑤跟踪和复诊：运动初期及运动一段时间后随访患者运动后的情况，密切监测血压。

运动康复中可能会伴发急性事件，需掌握预防和处理的原则。①高血压合并急性心肌梗死：结合患者经历，描述急性事件发生时的症状，回顾心脏病发作时常见的征兆，进行症状识别。教导患者如出现心脏病发作的征兆或体征应采取以下步骤：停止正在进行的事情，立即坐下或平躺；若症状在1~2min内无缓解，舌下含服硝酸甘油1片；如不适症状在3~5min内无缓解或加重，再舌下含服硝酸甘油1片，继续等待5min，必要时再舌下含服硝酸甘油1片。如果症状无缓解或无硝酸甘油，应马上拨打求救电话，需紧急转运至最近医院的急诊中心，不可自行驾车前往。②高血压合并糖尿病：低血糖是糖尿病患者进行运动面临的最严重问题。运动后可能会发生急性血糖下降，即使在高血糖阶段也会发生，症状包括颤抖、虚弱、异常出汗、焦虑、口和手发麻、神经质，神经性低血糖症状包括头痛、视力障碍、反应迟钝、遗忘、昏迷。需要注意的是，低血糖可能会在运动后12h出现。患者应避免运动时间过晚，否则会加重夜晚低血糖发生的风险，运动时可携带一些糖。避免空腹锻炼，建议在餐后1h开始运动，避免在胰岛素作用处于高峰期时进行运动，以防止胰岛素吸收过快而引起低血糖反应。一些药物可掩盖或加重运动后的低血糖反应，如β受体阻滞剂、华法林、CCB和利尿剂等。剧烈运动还可加重退行性关节、视网膜病变及外周神经病变。外周神经病变的患者由于触觉及对冷、热、其他刺激的缺失，需注意双手及双脚的保护，避免受伤。③高血压合并冠心病或经皮冠状动脉介入治疗术后：不完全血运重建的经皮冠状动脉介入治疗术后患者，运动诱发心肌缺血的风险增加，如心绞痛、心肌梗死。应评估此类患者支架置入部位再发生狭窄的可能性。发生心绞痛的患者应注意监测症状发生的频率、持续时间、诱因及相关的运动强度。需注意中高强度抗阻训练比有氧运动更容易使血压升高。保障康复现场有监测和抢救设备，包括除颤仪及相关药物，强调运动前热身及运动后放松的重要性。

（二）心理干预

1. 干预原则

高血压是一种身心疾病，其发病与社会、心理因素明显相关，积极的心理干预促使高血压向着有利的方向转归。①全面的心理和行为干预：应常规给予高血压患者"心理处方"，必要时结合抗焦虑、抗抑郁药物治疗。②躯体疾病与精神疾病"同诊共治"：心内科医生与精神科医生共同会诊，诊断患者在患高血压同时是否伴有焦虑和抑郁症状，共同制定治疗方案，实现躯体疾病与精神疾病的"同诊共治"。③兼顾疗效与安全性：选择药物时应充分评估抑郁或焦虑症状、药物潜在不良反应、药物相互作用和潜在疾病条件等，兼顾疗效与安全性原则。

2. 干预方法

高血压患者应保持平和的心态，正视现实生活，正确对待自己和别人，大度为怀。处理好家庭和同事间的关系，避免负性情绪，保持乐观和积极向上的态度。寻找适合自己的心理调适方法，如旅行、运动、找朋友倾诉、养宠物等。增强心理承受力，培养应对心理压力的能力。心理咨询是减轻精神压力的科学方法，必要时可进行心理咨询，避免和干预心理危机。

患者可积极进行心理与行为干预。①放松深呼吸训练：每次3~5min，每日坚持练习3~5次，开始可以每次练习1~2min，逐渐增加至 3~5min。熟练后也可增加到 10~15min，每日早、晚各 1 次。②认知行为治疗：这是一种由专业心理治疗师操作的结构、短程、认知取向的心理治疗方法，主要针对抑郁、焦虑症等不合理认知所导致的心理问题或躯体疾病伴发的抑郁、焦虑问题，通过改变患者对自己、对他人或对事的看法与态度，改变心理问题。③正念减压疗法：这是一种由心理治疗师协助慢性病患者通过正念练习处理压力、疼痛、焦虑和抑郁情绪的治疗方法，可有效降低压力、焦虑、抑郁，改善个体生活质量。该疗法为一套结构化连续 8 周（每周 2h）的个体或团体训练课程，包含正念冥想、温和瑜伽、身体扫描技巧训练及每日居家练习。④药物干预：对于高血压伴焦虑、抑郁状态者，可联合应用抗高血压和抗焦虑、抑郁药物。抗焦虑药物：临床以苯二氮䓬类抗焦虑药物最为常用，如地西泮、劳拉西泮、奥沙西泮、阿普唑仑、氯硝西泮等。非苯二氮䓬类抗焦虑药物也常用于缓解高血压等躯体疾病伴发的焦虑情绪，如丁螺环酮、坦度螺酮、氟哌噻吨美利曲辛片等。抗抑郁药物：常用的有选择性 5- 羟色胺再摄取抑制剂，如氟西汀、帕罗西汀、舍曲林、氟伏沙明、西酞普兰、艾司西酞普兰等。疗效欠佳者，也可试用如米氮平等去甲肾上腺素和特异性 5- 羟色胺抗抑郁药物。

（三）戒烟干预

推荐 3 类一线临床戒烟用药，包括尼古丁替代疗法类药物、盐酸安非他酮缓释片和酒石酸伐尼克兰片。研究表明，心血管疾病患者单独或联合使用上述 3 类药物的疗效和安全性均较好。

（1）尼古丁替代疗法类药物：通过向人体提供中等剂量的尼古丁缓解戒烟过程中出现的戒断症状。临床试验中 3 个月持续戒烟成功率为 30%~40%。

（2）盐酸安非他酮缓释片：通过抑制脑内多巴胺重摄取增加脑内多巴胺水平，缓解戒断症状。临床试验中 3 个月持续戒烟成功率为

30%~40%。

（3）酒石酸伐尼克兰片：为尼古丁 $\alpha_4\beta_2$ 乙酰胆碱受体的部分激动剂，具有激动和拮抗双重调节作用，缓解戒断症状的同时还可减少吸烟的欣快感。临床试验中 3 个月持续戒烟成功率为 50%~60%。

高血压病作为我国最常见的慢性病，重在综合治疗，其中包括高血压患者自我管理及各级临床医生、政府职能机构的管理，高血压物理治疗、药物治疗等。本节内容强调高血压病管理及非药物治疗，其诊治均遵循《中国高血压临床实践指南（2022 版）》及《中国高血压健康管理规范（2019）》，以提高高血压的知晓率、治疗率及达标率，减少高血压病导致心脑血管病并发症。

（黄子厚　卓辉林）

参考文献

[1] 国家卫生健康委员会疾病预防控制局,中华心血管病杂志编辑委员会,国家心血管病中心,等.中国高血压健康管理规范 (2019)[J].中华心血管病杂志,2020,48(1):10-46.

[2] SU M,ZHANG Q,BAI X,et al.Availability,cost,and prescription patterns of antihypertensive medications in primary health care in China:a nationwide cross-sectional survey[J].Lancet,2017,390(10112):2559-2568.

[3] MAIGENG Z,HAIDONG W,XINYING Z,et al.Mortality, morbidity, and risk factors in China and its provinces,1990-2017:a systematic analysis for the Global Burden of Disease Study 2017[J].Lancet,2020,394(10204):1145-1158.

[4] 王耕,李立明,胡永华,等.上海市社区人群高血压危险因素聚集与患病关系的研究 [J].中华流行病学杂志,2013,34(4):307-310.

[5] DONGFENG G,GUPTA A,MUNTNER P,et al. Prevalence of cardiovascular disease risk factor clustering among the adult population of China: results from the International Collaborative Study of Cardiovascular Disease in Asia(InterAsia)[J].Circulation, 2005,112(5):658-665.

[6] LI Y,FENG X,ZHANG M,et al.Clustering of cardiovascular behavioral risk factors and blood pressure among people diagnosed with hypertension: a nationally representative survey in China[J].Scientific Reports,2016,6:27627.

[7] MIAO W,MORAN A E.JING L,et al.Effect of Dietary Salt Restriction on Blood Pressure in Chinese Adults: a Meta−Analysis[J].Circulation,2015,10(4):291−299.

[8] HOLMES M V,DALE C E,ZUCCOLO L,et al.Association between alcohol and cardiovascular disease: Mendelian randomisation analysis based on individual participant data[J].BMJ, 2014:349−365.

[9] HEISS C,AMABILE N,LEE A C,et al.Brief secondhand smoke exposure depresses endothelial progenitor cells activity and endothelial function: sustained vascular injury and blunted nitric oxide production[J].Journal of the American College of Cardiology, 2008,51(18):1760−1771.

[10] YANG Y,LIU F,WANG L,et al.Association of Husband Smoking With Wife's Hypertension Status in Over 5 Million Chinese Females Aged 20 to 49 Years[J]. Journal of the American Heart Association,2017,6(3):e004924.

[11] CRITCHLEY J A,CAPEWELL S.Mortality risk reduction associated with smoking cessation in patients with coronary heart disease: a systematic review[J]. JAMA,2003,290(1):86−97.

[12] 周北凡.中国人群心血管病危险因素作用特点的前瞻性研究 [J].中华流行病学杂志,2005, 26(1):58−61.

[13] FAN J,SONG Y,CHEN Y,et al.Combined effect of obesity and cardio−metabolic abnormality on the risk of cardiovascular disease: A meta−analysis of prospective cohort studies[J].International Journal of Cardiology, 2013,168(5):4761−4768.

[14] ZHANG M,ZHAO Y,SUN H,et al. Effect of dynamic change in body mass index on the risk of hypertension: Results from the Rural Chinese Cohort Study[J]. International Journal of Cardiology, 2017,238:117−122.

[15] CHEN Z,MARGARET S,DU H,et al.Blood pressure in relation to general and central adiposity among 500 000 adult Chinese men and women[J].International Journal of Epidemiology,2015(4):1305−1319.

[16] GINTY A T,CARROLL D,ROSEBOOM T J,et al.Depression and anxiety are associated with a diagnosis of hypertension 5 years later in a cohort of late middle−aged men and women[J].Journal of Human Hypertension,2013,27(3):187.

[17] BAUTISTA L E,VERA−CALA L M,CYNTHIA C,et al.Symptoms of depression

and anxiety and adherence to antihypertensive medication[J].American Journal of Hypertension,2012,25(4):505-511.

[18] SUISSA K,JORDAN L,EISENBERG M J,et al.Efficacy and Safety of Smoking Cessation Interventions in Patients With Cardiovascular Disease: A Network Meta-Analysis of Randomized Controlled Trials[J].Circulation Cardiovascular Quality and Outcomes, 2017,10(1):e002458.

[19] 中国康复医学会心血管病专业委员会.中国心脏康复与二级预防指南2018精要[J].中华内科杂志,2018,57(11):802-810.

[20] 中国医师协会心血管内科医师分会预防与康复专业委员会.经皮冠状动脉介入治疗术后运动康复专家共识[J].中国介入心脏病学杂志,2016,24(7):361-369.

[21] 国家心血管病中心,中国医师协会,中国医师协会高血压专业委员会,等.中国高血压临床实践指南[J].中华心血管病杂志,2022,50(11):1050-1095.

第四节　糖尿病的物理治疗

一、诊断及分型

随着我国人口老龄化与生活方式的改变，糖尿病从少见病变成流行病。糖尿病的临床诊断应依据静脉血浆葡萄糖而不是毛细血管血糖检测结果。目前国际通用的诊断标准和分类是 1999 年 WHO 发布的《糖尿病诊断标准》。糖代谢状态分类标准和糖尿病的分型体系见表 6-4-1。

表 6-4-1　糖代谢状态分类

糖代谢分布	静脉血浆葡萄糖 /（mmol/L）	
	空腹血糖（FPG）	糖负荷后 2h 血糖（2hPPG）
正常血糖（NGR）	< 6.1	< 7.8
空腹血糖受损（IFG）	6.1~7.0	< 7.8
糖耐量异常（IGT）	< 7.0	7.8~11.1
糖尿病(DM)	≥ 7.0	≥ 11.1

注：IFG 和 IGT 统称为糖调节受损，也称糖尿病前期。

糖尿病诊断标准：具有典型糖尿病症状（烦渴多饮、多尿、多食、不明原因的体重下降）且随机静脉血浆葡萄糖 ≥ 11.1mmol/L 或空腹静脉血浆葡萄糖 ≥ 7.0mmol/L 或进行口服葡萄糖耐量试验（oral glucose tolerance test，OGTT），葡萄糖负荷后 2h 血浆葡萄糖 ≥ 11.1mmol/L。空腹状态指至少 8h 没有进食含热量的食物；随机血糖指不考虑上次用餐时间，一天中任意时间的血糖，不能用来诊断空腹血糖异常或糖耐量异常；无典型糖尿病症状，需改日复查空腹静脉血浆葡萄糖或葡萄糖负荷后 2h 血浆葡萄糖以确认。

糖尿病分 4 大类，即 1 型糖尿病、2 型糖尿病、特殊类型糖尿病和妊娠糖尿病。

一、医学营养治疗

医学营养治疗是糖尿病的基础治疗手段，包括对患者进行个体化营养评估、营养诊断、制定相应营养干预计划，并在一定时期内实施及监测。此治疗通过调整饮食总能量、饮食结构及餐次分配比例，有利于控制血糖，有助于维持理想体重并预防营养不良发生，是糖尿病及其并发症预防、治疗、自我管理、教育的重要组成部分。

（一）目标

参考美国糖尿病学会（American Diabetes Association，ADA）制定的《美国糖尿病营养指南》及《中国糖尿病医学营养治疗指南（2022版）》，确定了糖尿病医学营养治疗的目标：①维持健康体重，超重和肥胖患者减重的目标是 3~6 个月减轻体重的 5%~10%。消瘦者应通过合理的营养计划达到并长期维持理想体重。②供给营养均衡的膳食，满足患者对微量营养素的需求。③达到并维持理想的血糖水平，降低HbA1c 水平。④减少心血管疾病的危险因素，包括控制异常血脂和高血压。

（二）膳食营养因素

糖尿病前期或糖尿病患者应当接受个体化能量平衡计划，目标是既要达到或维持理想体重，又要满足不同情况下营养需求。超重或肥胖的糖尿病患者，应减轻体重，不推荐 2 型糖尿病患者长期接受极低能量（＜800kcal/d）的营养治疗。

1.脂肪

膳食中由脂肪提供的能量应占总能量的 20%~30%。饱和脂肪酸摄入量不应超过饮食总能量的 7%，尽量减少反式脂肪酸的摄入。单不饱和脂肪酸是较好的膳食脂肪酸来源，在总脂肪摄入中的供能比宜达到10%~20%。多不饱和脂肪酸摄入不宜超过总能量摄入的 10%，适当增加富含 n-3 脂肪酸的食物的摄入比例。

参考《中国居民膳食指南（2022）》，应控制膳食中胆固醇的过多摄入。

2. 碳水化合物

控制碳水化合物的数量、质量是血糖控制的关键环节。①膳食中碳水化合物所提供的能量应占总能量的 50%~65%。②低血糖指数食物有利于控制血糖，但同时应考虑血糖负荷。③糖尿病患者适量摄入糖醇和非营养性甜味剂是安全的。过多蔗糖分解后生成的果糖或添加过量果糖易致甘油三酯合成增多，不利于脂肪代谢。④定时定量进餐，尽量保持碳水化合物均匀分配。⑤控制添加糖的摄入量，不喝含糖饮料。

3.蛋白质

肾功能正常的糖尿病患者，蛋白质摄入量可占供能比的 15%~20%，保证优质蛋白质比例超过 1/3。推荐蛋白摄入量约为 0.8g/(kg·d)，过高的蛋白摄入（如＞1.3g/(kg·d)）与尿蛋白升高、肾功能下降、心血管及死亡风险增加有关，低于 0.8g/(kg·d) 的蛋白摄入并不能延缓糖尿病肾病进展，已开始透析患者蛋白摄入量可适当增加。蛋白质来源应以优质动物蛋白为主，必要时可补充复方 α-酮酸制剂。

推荐摄入范围内，单纯增加蛋白质不易引起血糖升高，但可能促进胰岛素分泌反应。

4. 酒精

不推荐糖尿病患者饮酒，若饮酒应计算酒精中所含的总能量。儿童、孕妇及慢性病患者不宜饮酒。成人一天摄入的酒精量不超过 15g（15g 酒精相当于 350ml 啤酒、150ml 葡萄酒或 45ml 蒸馏酒），每周不超过 2 次。同时，应警惕酒精诱发的低血糖，避免空腹饮酒。

5. 膳食纤维

豆类、富含纤维的谷物类（每份食物 ≥ 5g 纤维）、水果、蔬菜和全谷物食物均为膳食纤维的良好来源。提高膳食纤维摄入对健康有益，建议糖尿病患者达到膳食纤维每日推荐摄入量，即 10~14g/1000kcal。

6. 钠

食盐摄入量限制在每日 5 g 以内。每日钠摄入量不超过 2000mg，应限制摄入含钠高的调味品或食物，如味精、酱油、调味酱、腌制品等。合并高血压患者更应严格限制摄入量。

7. 微量营养素

糖尿病患者容易缺乏 B 族维生素、维生素 C、维生素 D 及铬、锌、硒、镁、铁、锰等多种微量营养素，可根据营养评估结果适量补充。长期服用二甲双胍者应预防维生素 B_{12} 缺乏，不建议长期大量补充维生素 E、维生素 C 及胡萝卜素等具有抗氧化作用的制剂，其长期安全性仍有待验证。

（三）膳食模式

不同的膳食干预模式要求在专业人员的指导下，结合患者的代谢目标和个人喜好（如风俗、文化、宗教、健康理念、经济状况等），设计个体化的饮食治疗方案。合理膳食模式指以谷类食物为主，高膳食纤维摄入、低盐低糖低脂肪摄入的多样化膳食模式。合理膳食可以将 2 型糖尿病风险降低 20%。6 项大型队列研究和 21 项随机对照试验的 Meta 分析表明，每天摄入 48~80g 全谷物，2 型糖尿病发病风险降低 26%。此外，针对多个国家 43 万人群的 Meta 分析表明，高畜肉摄入使 2 型糖尿病发生风险增加 20%，因此，建议控制畜肉摄入量。同时监测血脂、肾功能及营养状况的变化。

（四）营养教育与管理

营养教育与管理有助于改善糖耐量，降低患者发展为糖尿病的风险，并减少糖尿病患者慢性并发症的发生。应对糖尿病患者设立教育与管理的个体化目标与计划。

三、运动治疗

运动治疗在 2 型糖尿病患者的综合管理中占据重要地位。规律运动有助于控制血糖、减少心血管危险因素、减轻体重、提升幸福感，而且对糖尿病高危人群的一级预防效果显著。流行病学研究结果表明，规律运动 8 周以上可将 2 型糖尿病患者 HbA1c 降低 0.66%，坚持规律运动 12~14 年的糖尿病患者病死率显著降低。2 型糖尿病患者运动时应遵循以下原则。

（1）运动治疗应在医师指导下进行，运动前要进行必要的评估，特别是心肺功能和运动功能的医学评估，如运动负荷试验等。

（2）成年 2 型糖尿病患者每周至少进行 150min（如每周运动 5d，每次 30min）中等强度的有氧运动。

（3）中等强度的体育运动包括快走、打太极拳、骑车、乒乓球、羽毛球和高尔夫球等。较大强度运动包括快节奏舞蹈、有氧健身操、慢跑、游泳、骑车上坡、足球、篮球等。

（4）如无禁忌证，每周最好进行 2~3 次抗阻训练（两次训练间隔 ≥ 48h），锻炼肌肉力量和耐力。训练部位应包括上肢、下肢、躯干等主要肌肉群，抗阻训练和有氧运动联合进行可获得更大程度的代谢改善。

（5）运动项目要与患者年龄、病情及身体承受能力相适应，并定期评估，适时调整运动计划。记录运动日记，有助于提升运动依从性，运动前后要加强血糖监测，运动量大或激烈运动时应建议患者临时调整饮食及药物治疗方案，以免发生低血糖。

（6）养成健康的生活习惯。培养活跃的生活方式，如增加日常身体活动，减少静坐时间，将有益的体育运动融入日常生活中。

（7）空腹血糖＞16.7mmol/L、反复低血糖或血糖波动较大、有急性代谢并发症、合并急性感染、增生性视网膜病变、严重肾病、严重心脑血管疾病（不稳定型心绞痛、严重心律失常、一过性脑缺血发作）等情况下禁止运动，病情控制稳定后方可逐步恢复运动。

糖尿病作为发病率仅次于高血压的常见慢性病，重在综合治疗，其中包括糖尿病患者自我管理及各级临床医生、政府职能机构的管理，糖尿病物理治疗、药物治疗等。本节内容强调糖尿病营养及运动治疗，其诊治应遵循《中国2型糖尿病防治指南（2017年版）》，提高糖尿病的知晓率、治疗率及达标率，并减少糖尿病导致的各种并发症。

（卓辉林）

参考文献

[1] YANG S H,DOU K F,SONG W J.Prevalence of diabetes among men and women in China[J].The New England journal of medicine,2010,362(25):1090-1101.

[2] 中华医学会糖尿病学分会.中国2型糖尿病防治指南(2017年版)[J].中国实用内科杂志,2018,38(4):292-344.

[3] 陈伟，姬秋和.《中国糖尿病医学营养治疗指南》的更新与发展[J].中华糖尿病杂志,2015(2):65-67.

[4] WADDEN T A,NEIBERG R H,WING R R,et al.Four-year weight losses in the Look AHEAD study: factors associated with long-term success[J].Obesity, 2012,

19(10):1987-1998.

[5] ESPOSITO K,CHIODINI P,MAIORINO M I,et al.Which diet for prevention of type 2 diabetes? A meta-analysis of prospective studies[J].Endocrine,2014,47(1):107-116.

[6] YE E Q,CHACKO S A,CHOU E L,et al.Greater Whole-Grain Intake Is Associated with Lower Risk of Type 2 Diabetes, Cardiovascular Disease, and Weight Gain[J]. Journal of Nutrition,2012,142(7):1304-1313.

[7] AUNE D,URSIN G, M. B. V.Meat consumption and the risk of type 2 diabetes:a systematic review and meta-analysis of cohort studies[J].Diabetologia,2009, 52(11):2277-2287.

[8] FOSTER G D,WYATT H R,HILL J O,et al.Weight and Metabolic Outcomes After 2 Years on a Low-Carbohydrate Versus Low-Fat Diet[J].Annals of Internal Medicine, 2010,153(3):147-157.

[9] MALIK V S,POPKIN B M,BRAY G A,et al.Sugar-sweetened beverages and risk of metabolic syndrome and type 2 diabetes:a meta-analysis[J].Diabetes Care, 2010, 33(11):2477-2483.

[10] GARBER C E,BLISSMER B,DESCHENES M R,et al.American College of Sports Medicine position stand. Quantity and quality of exercise for developing and maintaining cardiorespiratory, musculoskeletal, and neuromotor fitness in apparently healthy adults: guidance for prescribing exercise[J].Med Sci Sports Exer,2011,43(7):1334-1359.

[11] DEMPSEY P C,LARSEN R N,SETHI P,et al.Benefits for type 2 diabetes of interrupting prolonged sitting with brief bouts of light walking or simple resistance activities[J]. Diabetes Care,2016,39(6):964-972.

[12] BISWAS A,OH P I,FAULKNER G E,et al.Sedentary time and its association with risk for diseaseincidence, mortality, and hospitalization in adults a systematic review and meta-analysis[J].Annals of Internal Medicine,2015,162(2):123.

[13] WANG L,GAO P,ZHANG M,et al.Prevalence and Ethnic Pattern of Diabetes and Prediabetes in China in 2013[J].JAMA,2017,317(24):2515-2523.

[14] WHEELER M L,DUNBAR S A,JAACKS L M,et al.Macronutrients, Food Groups, and Eating Patterns in the Management of Diabetes: A systematic review of the literature, 2010[J]. Diabetes Care,2012,35(2):434-445.

第五节　慢性阻塞性肺疾病的物理治疗

慢性阻塞性肺疾病（chronic obstructive pulmonary disease，COPD）是一种以气流受限为特征，不能完全逆转的可预防和可治疗的疾病。气流受限通常是进行性的，并与肺部对有害物质的异常炎症反应有关，主要是由吸烟引起的，常伴有气道水肿及管壁薄弱或肺泡结构破坏，导致纤毛黏液输送能力降低，用力呼气时小气道塌陷。COPD会影响肺部，也会产生严重的全身性后果，传统上包括慢性支气管炎和肺气肿。

众所周知，与普通人群相比，COPD患者的心血管疾病、癌症和抑郁症患病率增加，即使在控制了其他危险因素（如吸烟、血脂异常等）后也是如此。这些合并症与该疾病的全身炎症的特征有关。准确地评估和治疗可以改善患者预后，降低再住院率。

一、诊断依据

（一）病史

患者多有吸烟史，就诊时常以咳嗽、咳痰、呼吸有哮鸣音、运动时呼吸困难等为主诉。

（二）影像资料

肺体积增大、横膈低平、侧位片心前间隙增宽、胸廓前后径增加等肺气肿表征。

（三）肺功能检查

肺活量、第一秒用力呼气容积、最大自主通气量降低，功能残气量、肺总量上升。

（四）物理检查

通过视诊、触诊、听诊、叩诊等对临床症状进行评估。

二、常见症状

常见症状包括：①呼吸模式改变及呼吸做功增加。②肺部分泌物无法排出，可能因为分泌物太多、纤毛黏液运输能力降低、咳嗽能力降低，或综合以上原因。③运动能力降低，运动时常伴有呼吸困难。④因生理疾病导致的焦虑或抑郁。

三、物理治疗评估

（一）行走距离测试

这种方法简单易行，可测出患者的运动耐力。①12分钟行走测试：1976年McGavin首先提出，让患者在37m的走廊上行走，测试过程中允许休息，但是连续计时。②六分钟步行测试：让患者在6min内以最快的速度行走，测量行走的距离。

（二）爬楼梯测试

计算3分钟能爬的楼梯数或爬4层楼的楼梯所需的时间，这种方式可最快也最容易测出患者是否有血氧饱和度的问题及是否有相对换气不足的现象。

（三）症状限制的极量运动测试

常用阶级递增法测量患者的最大运动量，可视呼吸商或最大运动时的换气量是否达预测值来判断患者是否已尽力。

四、物理治疗计划

（一）呼吸再训练

1. 缩唇呼吸

有些COPD患者会自然发展出缩唇呼吸的呼吸方式，可避免气道在呼气时塌陷。Faling建议在任何会使患者出现呼吸急促或呼吸困难的活动期间或活动之后使用缩唇呼吸，他认为开始使用该技术后呼吸困难几乎可立即缓解。

据报道，缩唇呼吸可以减少呼吸困难，因此可以提高运动耐力并减少日常生活活动的限制。

2.膈式呼吸

患者在坐立或行走时身体向前倾 20~45 度，横膈在此姿势下较能往头部方向移动，可改善横膈的机械效益，增加它的活动度。

3.腹式呼吸

可用手或重量加强本体感受器的反馈来强调使用横膈呼吸，也可在上腹部施加一些压力以增加呼气时横膈向上活动的幅度。在各种活动，包括转移、行走、上下斜坡或楼梯、抬重物、运动，都应采用正确的呼吸方式，应注意以下几点：①在保持腹肌放松的同时进行训练，避免用力屏气的动作。②用力时，应采用缩唇呼吸。③行走速度与呼吸相互配合。

（二）气道廓清技术

COPD 患者咳嗽排痰能力较差，主要原因有以下几点：①最大呼气流速差。②气道塌陷，可能会完全堵塞气道而阻碍痰液的排出。③气道本身黏膜弹性的改变会降低患者黏液纤毛之间的交互作用而影响排痰的能力。理论上，气道痰液的清除会降低气流阻力、增加最大呼气流速、改善气体交换，还能降低气道感染的概率。

气道廓清技术包括体位引流或重力辅助体位、自我引流、呼吸运动、叩击或振动、用力呼气技术、咳嗽等。

患者在急性期，常有端坐呼吸、呼吸过快及呼吸困难等症状，不能耐受标准的体位引流，而必须采用改良的姿势，如中下叶引流时床尾不抬高，甚至当端坐呼吸严重时床头不能放平。因胸廓活动受限，患者常不能耐受俯卧，可采用侧卧或 3/4 侧卧的体位。此外，有些疾病急性恶化时会发生咯血和气胸，如支气管扩张或囊性纤维化，若有轻微咯血或痰中带血丝时，则只可以做体位引流，不能做徒手的叩击或震颤，若有明显或中度以上咯血时，则包括体位引流都得慎用或停止。当患者情况稳定时，则可慢慢转换为标准的体位引流及其他徒手手法。

（三）呼吸肌训练

COPD患者的主要吸气肌（横膈）因患者肺部过度膨胀而处于短缩、不易产生高张力的位置，同时由于患者呼吸道阻力大、气体交换不正常、营养状态不佳，都会对横膈造成过度的负荷，使得吸气肌容易疲乏，甚至造成吸气肌衰竭，从而导致呼吸衰竭。

COPD患者吸气肌的肌力、耐力都较差，而呼气肌的功能与正常人相比，没有显著差异，所以临床上多着重于吸气肌的训练，除非呼气肌有衰竭的表现才予以训练。

由于该疾病的自然进展与临床表现相结合，有一些COPD患者的吸气肌训练过度，而在另一些患者中训练不足。

呼吸肌的训练特别适用于患者想逐步脱离呼吸机时，或患者太虚弱以致不能开始正规的肺康复计划，或患者有神经肌肉系统的问题（如脊髓损伤、肌肉萎缩、多发性硬化），呼吸肌肌力和耐力不足，或当患者在良好的药物控制及运动计划下仍有持续的呼吸困难，同时最大吸气压也下降。

（四）有氧运动或全身一般性运动

COPD患者常因呼吸困难限制了日常活动及运动的能力，而不活动的生活方式，会使心脏循环及肌肉骨骼系统对运动的适应力下降，进而更加无法耐受运动。

下肢的有氧训练能够防止骨骼肌萎缩，部分恢复正常的肌肉代谢和形态，从而改善症状、生活质量和运动能力。《肺康复指南》提出，应该把上肢运动训练纳入其中，其基本原理是许多上肢肌肉的竞争性双重作用，同时也是呼吸辅助肌。健康人休息、吸气时这些肌肉通常不活动，但在身体活动时甚至在患有膈肌功能障碍的COPD患者休息时起作用。因为呼吸辅助肌需维持肩胛带，在涉及上肢的活动时，呼吸会变得无效，这会导致膈肌的功能超负荷，从而触发呼吸困难和疲劳的过早出现。

骨骼肌力量下降影响 30%~70% 的 COPD 患者，因此，建议以渐进性抗阻训练作为增加 COPD 患者外周肌力的训练方式。渐进性抗阻训练可以增强手臂和腿部肌肉力量，爬楼梯、坐下和起立等活动会得到改善。然而，渐进性抗阻训练并不能改善最大运动能力或呼吸功能，因此，需要与有氧训练相结合。

维持 COPD 患者健康是一个长期的康复过程，应建议患者长期维持运动康复。COPD 患者运动处方如表 6-5-1 所示。

1. 运动方式

表 6-5-1　COPD 患者运动处方

项目	下肢运动	上肢运动（有支撑）	上肢运动（无支撑）
模式	走路、功率车、跑台	手摇车等上肢训练器械	哑铃等上肢运动
频率	3~4d/ 周	3~4d/ 周	3~4d/ 周
强度	50%~60% 最大摄氧量	60% 上肢最大运动量	从 0.75kg 开始
时间	20~30min	20~30min	运动 2min 休息 2min，8 组
进展	每 1~2 周可增加运动量；至少 4 周，平均训练期为 8 周	每 1~2 周可增加运动量；平均训练期为 8 周	每 1~2 周可增加 0.25kg；平均训练期为 8 周

2. 运动频率

每周至少运动 3~5 次，每次持续 15~20min 才有训练效果。比较严重的患者也可采用间歇训练方式，逐渐增加行走的时间，减少休息的时间，不过运动的总时间仍应达 15~20min，才能增加运动耐力。

3. 运动强度

如不能持续行走 15~20min，其行走的速度应需使患者有轻微呼吸困难，行走时的心率可定在最大心率的较低比例，主要目的在于增加耐力，使运动时间增长至30~60min以增加耐力。若患者能连续长时间运动，其运动强度应在无氧阈水平。若运动能力受限于呼吸能力，运动训练强度可为最大换气量的50%，若非呼吸受限，则强度可依心脏康复的原则，在最大摄氧量的50%~60%，或最大心率的60%。但若患者休息时心率较高，则采用心率储备法作为参考。

（陈天宝　杨聪雅）

参考文献

[1] WEDZICHA J A,SEEMUNGAL T A.COPD exacerbations: defining their cause and prevention[J].Lancet,2007,370(9589):786-796.

[2] FABBRI L M,LUPPI F,BEGHÉ B,et al.Complex chronic comorbidities of COPD[J]. European Respiratory Journal,2008,31(1):204-212.

[3] SIN D D,MAN S F P.Why are patients with chronic obstructive pulmonary disease at increased risk of cardiovascular diseases? The potential role of systemic inflammation in chronic obstructive pulmonary disease[J].Circulation, 2003,12(4):15-16.

[4] PEDRO,ALMAGRO,FRANCISCO,et al.Comorbidities and Short-term Prognosis in Patients Hospitalized for Acute Exacerbation of COPD:The EPOC en Servicios de Medicina Interna (ESMI) Study[J].CHEST,2012,142(5):1126-1133.

[5] FALING L J.Pulmonary rehabilitation-physical modalities[J].Clinics in Chest Medicine,1983,7(4):599.

[6] MUELLER R E,PETTY T L,FILLEY G F.Ventilation and arterial blood gas changes induced by pursed lips breathing[J].Journal of Applied Physiology,1970,28(6):784-789.

[7] DECHMAN G,WILSON C R.Evidence Underlying Breathing Retraining in People With Stable Chronic Obstructive Pulmonary Disease[J].Physical Therapy, 2005, 84(12):1189-1197.

[8] FAAGER G,STAHLE A,LARSEN F.Influence of spontaneous pursed lips breathing on walking endurance and oxygen saturation in patients with moderate to severe chronic obstructive pulmonary disease[J].Clinical Rehabilitation,2008,22(8):675-683.

[9] HILL K,PATMAN S,BROOKS D.Effect of airway clearance techniques in patients

experiencing an acute exacerbation of chronic obstructive pulmonary disease:a systematic review[J].Chronic Respiratory Disease,2010,7(1):9.

[10] SHRIKRISHNA D,HOPKINSON N S. Skeletal muscle dysfunction in chronic obstructive pulmonary disease[J].Med Sci Sports Exerc,2001,2(4):7−13.

[11] CERNY F J,UCER C.Arm work interferes with normal ventilation[J].Applied Ergonomics,2004,35(5):411−415.

[12] SABOISKY J P,GORMAN R B,DT A,et al.Differential activation among five human inspiratory motoneuron pools during tidal breathing[J].Journal of Applied Physiology, 2007,102(2):772−780.

[13] FARKAS G A,DECRAMER M,ROCHESTER D F,et al.Contractile properties of intercostal muscles and their functional significance[J].Journal of Applied Physiology,1985, 59(2):528−535.

[14] CRINER G J,CELLI B R.Effect of unsupported arm exercise on ventilatory muscle recruitment in patients with severe chronic airflow obstruction[J].Am Rev Respir Dis, 1988,138(4):856−861.

[15] COSTI S,CRISAFULLI E,ANTONI F D,et al.Effects of Unsupported Upper Extremity Exercise Training in Patients With COPD[J].CHEST,2009,136(2):387−395.

[16] GIGLIOTTI F,COLI C,BIANCHI R,et al.Arm exercise and hyperinflation in patients with COPD: effect of arm training[J].CHEST,2005,128(3):1225−1232.

[17] SCHOLS A,SOETERS P B,DINGEMANS A,et al.Prevalence and Characteristics of Nutritional Depletion in Patients with Stable COPD Eligible for Pulmonary Rehabilitation[J].The American review of respiratory disease,1993,147(5):1151−1156.

[18]HAMILTON A L,KILLIAN K J,SUMMERS E,et al.Muscle strength, symptom intensity, and exercise capacity in patients with cardiorespiratory disorders[J].American Journal of Respiratory&Critical Care Medicine,1995,152(6):2021−2031.

[19] GOSSELINK R,DECRAMER M.Muscle training in pulmonary rehabilitation[J].New England Journal of Medicine,2000,314(13):1509−1511.

[20] NICI L,DONNER C,WOUTERS E,et al.American Thoracic Society/European Respiratory Society statement on pulmonary rehabilitation[J].American Journal of Respiratory&Critical Care Medicine,2006,173(12):1390−1413.

[21] RIES A L,BAULDOFF G S,CARLIN B W,et al.Pulmonary Rehabilitation: Joint ACCP/AACVPR Evidence−Based Clinical Practice Guidelines[J].CHEST, 2007,131(5):4S−42S.

[22] SIMONE D.O,NICHOLAS F,TAYLOR,et al.Progressive resistance exercise improves muscle strength and may improve elements of performance of daily activities for people with COPD: a systematic review[J].CHEST,2009,136(5):1269-1283.

[23] JEAN C.Inspiratory Muscle Training Compared with Other Rehabilitation Interventions in Adults with Chronic Obstructive Pulmonary Disease:A Systematic Literature Review and Meta-Analysis[J].Copd Journal of Chronic Obstructive Pulmonary Disease,2009,2(3):319-329.

[24] 吴英黉.呼吸循环系统物理治疗基础实务第四版[M].台北：金名图书有限公司，2016:303-326.

第六节　限制性肺疾病的物理治疗

限制性肺疾病的原因很多，包括肺组织的纤维化变性、胸廓及其肌肉功能异常、腹部膨隆等。一些神经肌肉系统疾病，如脊髓损伤、小儿麻痹等，或一些肌肉骨骼系统疾病，如严重的驼背、脊柱侧弯、强直性脊柱炎、肋骨骨折，腹水、肥胖均会限制胸腔及横膈的活动，而造成限制性的呼吸问题。心血管疾病、肺水肿、肺栓塞，或肺叶切除术术后患者也都会有限制性的换气障碍。

限制性肺疾病的肺功能的主要特征有四点：①胸或肺的容量弹性降低，尤其是动态容量弹性。②肺总量、肺活量、功能残气量均下降，而残气量正常或下降。③第一秒用力呼气容积稍下降，而用力呼气容积则大幅下降，两者之比正常或上升。④最大通气量大幅下降，最大中期呼气流速正常或上升。肺功能的变化可以是急性或暂时性且可以恢复正常的，也可以是慢性、不可逆的变化。主要临床表现有呼吸快、呼吸困难、咳嗽、衰弱、呼吸音下降、低氧血症、肺高压、胸部 X 线异常等。

一、肺部感染

若痰液多，不能有效咳出，则滞留的痰液会引起炎症反应和阻塞部分气道，使气道阻力上升、呼吸功上升，而换气分布不均匀，可能导致分流、缺氧，也会增加呼吸功。若阻塞情况严重、肺膨胀不全，会使肺容量弹性下降。因此有效的排痰与维持肺部的清洁是至关重要的，也是物理治疗的首要目标。

对于细菌性肺炎，抗生素是绝对必需的，物理治疗角色在协助患者清除肺内积痰、预防该部位再受感染及对痰多的患者胸腔物理治疗效果较好。

二、间质性肺病和肺纤维化

间质性肺病根据病因可分为4大类：①原发性的间质性肺炎，如细支气管炎。②环境和职业相关的疾病。③多种系统性疾病，如结缔组织病。④其他疾病，如肺泡蛋白沉积症，比较罕见。肺功能检查通常提示肺容量减少，气体转移受损和低氧血症。

一旦怀疑患有间质性肺病，应仔细询问临床病史，重点是职业病史（如接触石棉、煤尘等），环境暴露（如接触禽鸟、香烟烟雾等），所有药物清单（如胺碘酮、甲氨蝶呤等）及可能涉及肺部的系统性疾病的任何线索。

物理治疗配合药物、氧疗，加强戒烟、预防感染等相关健康宣教外，鼓励患者参与心肺康复，治疗目标在于尽可能增加肺容量，并减少任何不必要因素所造成的继发性肺功能下降，如胸廓活动减少或不活动等。常用的训练有深呼吸训练、激励式肺量仪、胸廓运动、一般性全身有氧运动计划，建议上、下肢肌肉的有氧训练和力量训练结合。有研究指出，间质性肺病的运动训练是安全的，可短期改善功能性运动能力、呼吸困难和生活质量。

三、胸廓及其肌肉功能异常

骨骼肌肉系统的病变，其发展多呈渐进性，在末期时才有心肺功能衰竭，平素则多是在患者有肺部感染或术后，其肺功能才会被关注。急性期物理治疗的目的多为预防及治疗肺不张，鼓励患者多做一些能增加呼吸容量的运动，以维持患者心肺功能的适应力。

神经肌肉系统疾病如小儿麻痹、重症肌无力等，若侵犯到胸廓及附近肌肉，患者在急性发病时，若需呼吸机辅助呼吸，其胸腔物理治疗方法与其他使用呼吸机的患者相似，短期目标在于脱离呼吸机。若脱离呼吸机后仍留有后遗症影响肺功能者，多属于限制性换气不足，其物理治疗计划应包括所有可能增加呼吸容量的运动，如深呼吸训练、呼吸训练器、胸廓运动、呼吸肌训练及一般性全身有氧运动，以提高心肺功能。

四、肺动脉高压

随着疾病的进展，患者在呼吸困难的限制下，运动耐力逐渐下降，肌肉骨骼系统的失用和呼吸困难形成恶性循环。

物理治疗可以六分钟步行试验或心肺运动试验为参考，避免过度运动造成晕厥。适当的运动训练可保留患者的肌肉功能、改善运动耐力，并有助于患者生活质量的提升。运动训练应在医学监护下进行，应避免会增加胸腔内压力的活动，如抵抗运动或高强度有氧运动。运动恢复期心输出量降低可导致肺动脉高压患者晕厥，应逐渐降低运动强度并持续监护，直到血流动力学指标恢复到基线水平。如果患者出现胸痛、头晕等症状，必须停止运动。

限制性肺疾病的处理一般采用支持疗法，物理治疗师应对不同问题和需求的患者采用个性化的介入。不同疾病的病程不同，物理治疗介入时的重点不同，如间质性肺纤维化患者早期就应强调简化工作、省力等技巧的宣教。

（杨聪雅）

参考文献

[1] BOURKE S J.Interstitial lung disease: progress and problems[J].Postgraduate Medical Journal,2006,82(970):494-499.

[2] HOLLAND A E,HILL C J,CONRON M,et al.Short term improvement in exercise capacity and symptoms following exercise training in interstitial lung disease[J]. Thorax,2008,63(6):549.

[3] JASTRZEBSKI D,GUMOLA A,GAWLIK R,et al.Dyspnea and quality of life in patients with pulmonary fibrosis after six weeks of respiratory rehabilitation[J].Journal of Physiology & Pharmacology,2006,57(4):139-148.

[4] MARKOVITZ G H,COOPER C B.Rehabilitation in non-COPD:mechanisms of exercise limitation and pulmonary rehabilitation for patients with pulmonary fibrosis/ restrictive lung disease[J].Chronic Respiratory Disease,2010,7(1):47.

[5] NAJI N A,CONNOR M C,DONNELLY S C,et al.Effectiveness of Pulmonary Rehabilitation in Restrictive Lung Disease[J].Journal of Cardiopulmonary Rehabilitation & Prevention, 2006,26(4):237-243.

[6] SHENNIB H,MULDER D S,CHIU R.The effects of pulmonary atelectasis and reexpansion on lung cellular immune defenses[J].Archives of Surgery,1984,119(3):274.

[7] RIES A L,BAULDOFF G S,CARLIN B W,et al.Pulmonary Rehabilitation: Joint ACCP/AACVPR Evidence-Based Clinical Practice Guidelines[J].CHEST, 2007,131(5):4S-42S.

[8] WIDIMSKY J,RIEDEL M,STANEK V.Central haemodynamics during exercise in patients with restrictive pulmonary disease[J].Bulletin Europé en de Physiopathologie Respiratoire,1977,13(3):369-379.

[9] SPRUIT M A,SINGH S J,GARVEY C,et al.An Official American Thoracic Society/ European Respiratory Society Statement:Key Concepts and Advances in Pulmonary Rehabilitation[J].American journal of respiratory and critical care medicine,2013, 188(8):1011-1027.

[10] HORNSTEIN S,INMAN S,LEDSOME J R.Ventilatory muscle training in kyphoscoliosis[J]. Spine,1987,12(9):859.

[11] HARRIS-EZE A O,SRIDHAR G,CLEMENS R E,et al.Role of hypoxemia and pulmonary mechanics in exercise limitation in interstitial lung disease[J].Am J Respir Crit Care Med,1996,154(4):994-1001.

[12] 吴英黛.呼吸循环系统物理治疗基础实务第四版 [M].台北：金名图书有限公司,2016：349-364.

第七节　开胸术后的物理治疗

心脏开胸术后，因为手术创伤大、体外循环、长时间机械通气及感染等因素导致患者可能预后不良。研究表明，早期康复有利于多种类型开胸术后恢复，可以促进肌力恢复，促进患者早期脱离呼吸机，减少机械通气时间；可以减少镇静药的使用量，降低过度镇静导致的肌肉萎缩；降低谵妄发生率，减少并发症。

一、术前管理

（一）术前宣教

许多患者在术前会存在不同程度的恐慌及焦虑,尤其是开胸手术，会担心手术不成功，害怕术后的并发症及疼痛感等。个体化宣教是第一步，医护人员应通过口头或书面的方式向患者及家属介绍围手术期的相关知识，缓解患者紧张的情绪，促进术后康复。

（二）术前评估

评估方法包括体适能评估、日常生活活动能力评估、心理评估、呼吸困难程度评估、尼古丁依赖程度评估、肺功能检查等。必要时可行心肺运动试验，有助于识别高危人群，同时可作为患者运动处方制定的依据。

（三）术前康复

术前指导患者戒烟（至少2周），戒烟4周可降低围手术期并发症的发生率。指导患者进行有效的咳嗽、体位引流、扣拍等，帮助患者保持呼吸道通畅。

▦、术后 ICU 康复

心脏外科手术后患者不可避免需进入 ICU，监测潜在的会危及生命的情况，以便更好地管理患者。机械通气的患者由于镇静及不活动，往往会发生谵妄、虚弱、ICU 获得性衰弱等并发症，早期活动可以有效地减少不良事件的发生率，从而减少患者入住 ICU 的时间，减少患者的住院天数。

（一）ICU 康复评估

首次介入之前，应评估患者的手术情况、实验室检查和检验结果及是否有使用辅助设备（如临时起搏器、主动脉内球囊反搏、呼吸机等），每日评估患者的生命体征、精神状况、自觉症状、RPE、活动水平、肌力等。

（二）ICU 康复训练

1.肺康复

心脏术后患者常伴有肺功能下降，通过肺康复技术，可改善患者的肺换气，从而减轻患者呼吸困难的感觉，促进分泌物的排出，减少肺部并发症的发生。

（1）气道廓清技术：治疗结果包括增加排痰量、改善气体交换、改善影像学表现、改善患者的主诉症状。可使用扣拍、ACBT 及有效咳嗽等方法让分泌物向近端移动，促进肺内分泌物有效排出。

（2）呼吸训练：对于术后肺不张的患者，可进行腹式呼吸、深呼吸、局部呼吸训练，改善术后肺活量，增加潮气量。

（3）呼吸肌训练：可进行腹部抗阻训练，增加最大吸气压力，加强膈肌及腹部力量，增加呼吸效力。

2.床上活动

卧床会造成全身身体功能的下降并增加并发症的发生风险，早期在 ICU 内活动，可有效避免其进一步恶化，促进肺功能康复，延缓或防止肌肉萎缩，提高身体机能。患者一旦脱离急性危险期、病情稳定并排除禁忌证后，即可开始早期床上活动，并为下一步离床运动做好准备。

（1）体位管理：半卧位、坐位能使膈肌处于最大效益的位置，早期床上活动可从增加患者的床头角度开始，使患者逐步开始半坐位、坐位、独立坐位、床旁坐位。

（2）四肢关节活动训练：如果患者肌力＜3级，可进行被动关节活动训练，主动辅助活动。如果患者肌力≥3级，可开始主动关节活动训练。

上肢的关节活动主要为肩、肘、腕关节的活动，需注意的是，肩关节前屈不超过90度以免影响伤口的愈合。若患者能做主动训练，则应提醒患者活动过程中注意配合呼吸。可同时配合拳泵（用力握拳后再撑开）训练。

下肢的关节活动主要为髋、膝、踝关节的活动，在床上活动的过程中，活动强度依据心率、血压、血氧饱和度、呼吸频率和 Borg 评分而定（Borg 评分 12~13 分为佳）。

关节活动训练以各方向活动 5~10 次为 1 组，做 2~3 组，依患者活动反应决定。

（3）核心训练：核心训练可以加强患者核心肌群的力量，增强躯干控制力。可以让患者做直腿抬高、臀桥、抬头看肚脐等训练，要注意提醒患者用力的时候吐气，每个动作做 5~10 次为 1 组，做 2~3 组，依患者活动反应决定。

一旦出现以下情况，应及时暂停 ICU 康复，并告知主管医生。①平均动脉压＜65mmHg，或＞110mmHg。②心率＜50 次 /min，或＞130 次 /min。③呼吸频率＜12 次 /min，或＞40 次 /min。④氧饱和度＜88%。⑤出现明显的人机对抗。⑥患者主观感受状态很差。⑦出现恶性事件，如患者摔倒、气管插管移位、引流管脱垂等。

二、普通病房康复

指患者由 ICU 返回普通病房至出院前的康复阶段，该阶段的康复目标是在保证患者安全的前提下，使患者能够逐渐恢复术前的 ADL，回归社会，回归家庭，回归工作中。（见表 6-7-1）

（一）普通病房康复评估

患者从 ICU 返回普通病房时，要对患者再次进行评估：①详细了解手术过程、术后超声心动图检测、X 线胸片、实验室检查结果。②评估患者术后疼痛、睡眠、营养等情况。③评估患者焦虑、抑郁情况。④评估患者伤口疼痛情况、下肢肌力和耐力。

（二）普通病房康复训练

1. 肺康复

术后患者，应从术后第 1d 清醒后便开始执行肺康复，详见术后 ICU 康复。

2. 功能训练

表 6-7-1　开胸术后普通病房物理治疗方案

步骤	物理治疗方案
1	下肢和上肢的主动辅助训练 - 脚踝和手腕，每组 10 次，重复 5 组；床头抬高 45 度
2	坐位，上肢和下肢的主动辅助训练（90 度）- 双侧肩膀、肘部、腕部、膝盖和脚踝的屈伸；髋关节内收及外展（15 次/组，重复 2 组）、站立或能忍受原地踏步 5min
3	如步骤 2 的坐位主动活动，15 次/组，重复 3 组，在病房内行走 5min
4	坐位，做步骤 3 的练习，病房内行走 10min
5	站立位，做步骤 3 的练习，病房内行走 10min 和上 4 级台阶

注：每个步骤对应术后的 1d，视当天患者评估结果决定活动方案。

运动过程中如出现以下症状应终止心脏康复训练：①出现心电图 ST-T 改变或恶性心律失常。②运动心率 < 50 次/分，血压低于

90/60mmHg。③大血管手术运动过程中血压高于 140/95mmHg。④ SBP 过度上升（1min 内上升 20mmHg）。⑤出现眩晕、冷汗、想吐等低血压症状。⑥呼吸急促（＞30 次 / 分）。⑦出现心悸、胸痛、全身疲乏等自觉症状。⑧出现二度或三度房室传导阻滞。⑨患者要求停止。

四、出院指导

由于住院时间缩短，部分患者在住院期间不能进行充分的心脏康复，因此出院时根据患者评估内容进行指导至关重要。

（一）运动指导

根据患者 CPET 和六分钟步行试验的结果，为患者制定运动处方，指导患者执行，并引导其至Ⅱ期心脏康复门诊。

（二）生活指导

生活指导包括药物、心理、营养及日常生活活动指导，教会患者控制危险因素（血压、血脂、血糖、体重、烟等）。

1. 药物指导

患者对药物作用机制、副作用、自身经济情况、人口社会学因素、社会关系等的了解，都会影响患者按照指南规范化使用药物。患者规范使用药物的依从性与坚持随访有关，鼓励患者参加心脏康复项目和接受长期随访可以改善患者用药依从性。

2. 心理指导

患者社会心理危险因素的治疗可以缓解其社会心理压力、抑郁和焦虑，从而促进行为改变，改善生活质量和预后。为了改善社会心理健康，建议在患有心血管疾病和存在社会心理症状的患者中进行多模式行为干预，将健康教育、运动训练和心理治疗结合起来，用于管理社会心理风险因素和应对疾病；对于有抑郁、焦虑或敌意的临床症状的患者，应考虑转诊心理治疗、药物治疗或协作护理；当风险因素本身是可诊断的疾病（如抑郁症）或其恶化为其他风险因素时，应考虑以预防心血管疾病为目的的社会心理危险因素的治疗。

3. 饮食指导

对患者进行饮食指导，在改善患者营养状况从而降低再发病率、改善患者生活质量方面具有重要意义。术后应控制食物总热量的摄入，调整好碳水化合物、蛋白质、脂肪的摄入比例，体内摄入的热量和需求消耗的热量应保持平衡，防止过多地食用富含脂肪和胆固醇的食物，防止胆固醇的过量摄入，多进食富含纤维的食物，可以加速体内胆固醇排泄。同时预防过量饮食引起的热量过剩，控制肥胖。

控制血压、血脂、血糖，彻底戒烟，并远离烟草环境，避免二手烟的危害。

4. 日常生活指导

患者应在日常生活中尽量减少心脏负担，所有活动要保持缓慢且自己适应的节奏。

（1）洗澡：建议使用淋浴，淋浴时避免长时间抬高手臂。泡澡时，水温不要超过 40 度，水位不超过胸口。

（2）排便：尽量避免过度用力排便产生过度心脏负荷（Valsalva 动作）。多吃粗纤维食物，适当补水。

（3）睡眠：应保证充足的睡眠，养成早睡早起、起床后不匆忙的好习惯。

（4）出远门：时间尽量宽裕，注意休息。术后半年内尽量避免驾驶车辆，同时随身携带药物。

（5）身体状况日常管理：坚持每日同一时间段测量血压和体重，体重如果 1d 增加 1kg 以上要引起重视，记录尿量。

五、门诊康复

门诊康复，即Ⅱ期心脏康复，可使患者获益，规律的康复干预有助于降低再住院率和相关的医疗费用，提高患者运动能力和生活质量，所有符合条件的患者都应进行心脏康复。

（一）评估

康复前应对患者进行风险评估、危险分层及临床情况评估。

（二）运动康复

有氧运动是基础，抗阻训练、柔韧性训练和平衡训练是有效补充。如无禁忌证，大多数患者可在出院后 1~3 周内开始门诊运动康复，即有医师参与、心电监护下的运动康复方案，一般每周 3 次，持续 36 次。

1. 有氧训练

应根据心肺运动实验结果制定有氧运动处方。通常规定患者采用中等强度运动，如 40%~60% 的峰值摄氧量，随着训练的进展，患者耐受，可以适当增加运动持续时间，当心率反应随着训练强度的增加而降低时，运动强度可以增加，逐渐达到 80% 的峰值摄氧量。

2. 抗阻训练

每次训练 8~10 组肌群，上肢、下肢及躯干肌群可交替训练，应注意训练前必须有 5~10min 的热身或拉伸运动，切忌在运动过程中出现 Valsalva 动作。

3. 柔韧性训练

以上肢、下肢、躯干大肌群为主，以缓慢的方式进行拉伸。逐渐加大活动范围，每个部位拉伸 6~15s，逐渐增至 30~90s，其间正常呼吸，强度以有牵拉感但不感觉疼痛为宜，每个动作重复 3~5 次，总时间为 10min 左右。

运动康复存在禁忌证。①绝对禁忌证：急性心肌梗死 2d 内、药物未能控制的不稳定型心绞痛、引起症状和血流动力学障碍的未控制的心律失常、新发的严重主动脉狭窄、未控制的症状明显的心力衰竭、急性肺动脉栓塞、急性心肌炎或心包炎、急性主动脉狭窄。②相对禁忌证：明显的心动过速或过缓、中度瓣膜狭窄性心脏病、肥厚型心肌病或其他原因所致的流出道梗阻性病变、高度房室传导阻滞及窦房传导阻滞、严重高血压。

以运动为基础的心脏康复治疗可以降低患者总死亡率和再住院率，提高生活质量。医院监护下的运动与基于家庭的运动方式相结合的心脏康复，可使患者长期获益。在患者住院期间、出院早期和基于家庭的维持期，根据患者的情况，制定个体化的康复计划，有利于患者的心脏康复。

（吴海云　杨聪雅）

参考文献

[1] 中国加速康复外科专家组.中国加速康复外科围术期管理专家共识(2016版)[J].中华消化外科杂志,2016(6):527−533.

[2] EICHLER S,SALZWEDEL A,REIBIS R,et al.Multicomponent cardiac rehabilitation in patients after transcatheter aortic valve implantation: Predictors of functional and psychocognitive recovery[J].European Journal of Preventive Cardiology, 2017,24(3):257−264.

[3] LEVETT D,GROCOTT M.Cardiopulmonary exercise testing, prehabilitation, and Enhanced Recovery After Surgery (ERAS)[J].Canadian Journal of Anesthesia:Journal canadien d'anesthesie,2015,62(2):131−142.

[4] NICOLA,RUSSO, LEONIDA,et al.Cardiac rehabilitation after transcatheter versus surgical prosthetic valve implantation for aortic stenosis in the elderly[J].European journal of preventive cardiology,2014,21(11):1341−1348.

[5] 国家心血管病中心,中西医结合 I 期心脏康复专家共识委员会.中西医结合冠状动脉旁路移植术 I 期心脏康复专家共识 [J]. 中国循环杂志, 2017, 32(4):314−317.

[6] SCHWEICKERT W D,POHLMAN M C,POHLMAN A S,et al.Early physical and occupational therapy in mechanically ventilated, critically ill patients:a randomised controlled trial[J]. Lancet,2009,373(9678):1874−1882.

[7] 冯雪.冠状动脉旁路移植术后心脏康复专家共识[J].中国循环杂志,2020,35(1):4−15.

[8] STRICKLAND S L,RUBIN B K,DRESCHER G,et al.AARC Clinical Practice Guideline: Effectiveness of Pharmacologic Airway Clearance Therapies in Hospitalized

Patients[J]. Respiratory Care,2015,60(7):2187-2193.

[9] WANG T H,WU C P,WANG L Y.Chest Physiotherapy with Early Mobilization may Improve Extubation Outcome in Critically Ill Patients in the Intensive Care Units[J]. The Clinical Respiratory Journal,2018,12(11):2613-2621.

[10] GOSSELINK R,BOTT J.JOHNSON M,et al.Physiotherapy for adult patients with critical illness: recommendations of the European Respiratory Society and European Society of Intensive Care Medicine Task Force on Physiotherapy for Critically Ill Patients[J]. Intensive Care Medicine,2008,34(7):1188-1199.

[11] TARIQ M I,KHAN A A,KHALID Z,et al.Effect of Early ≤ 3Mets (Metabolic Equivalent of Tasks) of Physical Activity on Patient's Outcome after Cardiac Surgery[J].Journal of the College of Physicians and Surgeons-Pakistan:JCPSP,2017,27(8):490-494.

[12] DONG Z,YU B,ZHANG Q,et al.Early Rehabilitation Therapy Is Beneficial for Patients With Prolonged Mechanical Ventilation After Coronary Artery Bypass Surgery[J]. International Heart Journal,2016,57(2):241-246.

[13] MENDES R G,SIMOES R P,COSTA F,et al.Short-term supervised inpatient physiotherapy exercise protocol improves cardiac autonomic function after coronary artery bypass graft surgery-a randomised controlled trial[J].Disability & Rehabilitation, 2010,32(16):1320-1327.

[14] WHALLEY B,DAVID R T,ROD S T.Psychological Interventions for Coronary Heart Disease: Cochrane Systematic Review and Meta-analysis[J].International Journal of Behavioral Medicine,2014,21(1):109-121.

[15] 中华医学会心血管病学分会预防学组,中国康复医学会心血管病专业委员会.冠心病患者运动治疗中国专家共识[J].中华心血管病杂志,2015,43(7):575-588.

第七章 心肺康复健康教育

一、健康教育的概念及意义

健康教育，即通过信息传播和行为干预，帮助个人和群体掌握卫生保健知识，树立健康观念，合理利用资源，采纳有利于健康行为和生活方式的教育活动与过程。目的是消除或减轻影响健康的危险因素，预防疾病，促进健康，提高生活质量。

随着"健康中国"作为国家战略决策的提出，我国居民健康素养水平呈逐年上升的趋势，2016年慢性病防治素养为11.48%，但仍远低于《"健康中国2030"规划纲要》的要求。通过有效的健康教育，能促进高危人群或患者纠正不良生活方式、饮食习惯，提升居民健康素养。

随着经济发展，人们的生活水平在不断提高，饮食结构也在改变。血脂异常与冠心病关系最为密切，是动脉粥样硬化性疾病的病理基础，被认为是冠心病的独立危险因素。冠心病的发生发展与行为生活习惯有很大关系，而血脂异常发展缓慢，自觉症状不典型，往往被大众忽视。

心血管疾病死亡率仍居首位，每5例死亡病例中就有2例是死于心血管疾病，中国心血管疾病患病率处于持续上升阶段，推算心血管疾病现患人数达3.30亿人。其中，脑卒中1300万人，冠心病1100万人，肺源性心脏病500万人，心力衰竭890万人，风湿性心脏病250万人，先天性心脏病200万人，下肢动脉疾病4530万人，高血压2.45亿人。

研究发现，坚持健康的生活方式，有可能避免2/3的重大冠状动脉事件和2/5的急性缺血性脑卒中。报告强调，为降低日益加重的心血管疾病负担，一方面仍要强调提高医疗水平，改善医疗质量，加强对心血管危险因素的控制；另一方面也必须大力开展健康知识普及，强调"每个人是自己健康的第一责任人"，积极控制行为危险因素，如避免不健康饮食，规律身体活动等。

同时，加强体育锻炼，有效的健康教育结合严密的运动锻炼计划，能有效改善心肺疾病患者心肺功能，提高运动能力。

二、健康教育的不足

目前，国家卫生健康委员会《进一步改善医疗服务行动计划》正在实施和推进，其中健康教育是非常重要的工作，尤其是面对患者，开展专业化健康教育很有必要。然而在临床工作中，由于主观不重视、能力欠缺、人力不足、工作任务繁重等原因，健康教育落实欠佳。

随着医学模式由生物医学模式向生物－心理－社会医学模式转变，医院的功能任务由单纯以"患者治疗"为中心，转向以"人的健康"为中心，健康教育成为医院的重要任务。与此同时，人民群众日益增长的健康需求与相对匮乏的健康资源之间存在的矛盾更加明显。全员应以健康教育开展为己任，强化健康教育的质量管理和持续改进。

三、专业化健康教育的实施

（一）培育专业团队，提升健康教育能力

要开展好健康教育，首先要具备健康教育的知识和技能，才能传播具有权威性、可靠性和说服力的信息让患者充分信服，完成真正意义上的健康教育。能力不足，将大大制约健康教育的开展和深入。健康教育能力的培养，从健康教育相关态度、知识、技能三个方面进行

强化。

随着疾病谱的转变、医疗水平的进步和人们对健康的关注，"一人多病"的现象在临床越来越普遍，健康教育不仅需要医务人员掌握丰富的多学科知识，更需要多学科团队的紧密协作，避免健康教育的单一性、片面性。

（二）健康教育的保障措施

整合健康教育资源，健康教育知识参考各类循证依据、医学护理指南，确保健康资讯的科学性。完善专业管理，进行健康教育质量控制。评价健康教育效果的依据是询问患者是否掌握健康知识和技能，而不是询问医务人员是否进行了健康教育，注重临床效果的评价。

（三）健康教育的形式

健康教育从住院健康教育延伸到家庭、社区，对慢性病居家患者，可通过上门访视服务、出院患者微信群、QQ群、专家门诊、病友会、联谊会等多种形式，持续健康管理、健康促进和健康维持，致力于提高患者自我护理能力。通过专业化健康教育，使患者达到知、信、行的转变，学习健康知识，关注自身健康，直到拥有自我管理健康的能力，从而促进患者恢复功能，提高生活质量，更好地回归社会，体现了"大健康"的宏观理念。

身体活动、健身运动、静态身体姿态等都是常见的影响健康的因素，也是广义的身体活动的研究范畴。《健康中国行动（2019－2030年）》为运动专列了一个"全民健身行动"重大行动，另外的15个行动，如普及全民健康知识行动等，则间接同健身运动相关，相关单位应定期开展健康科普讲座。

（四）AI技术或"互联网＋"的应用

随着互联网的发展，我们可以借助网络平台对心血管疾病患者进行健康教育知识的宣传和强化及日常行为生活方式的指导，包括康复活动指导训练，可以提高患者的治疗依从性。临床试验表明，采取"互联网+"的强化健康教育能改善冠心病患者的治疗依从性，更好地控制患者血糖，改善患者生活行为方式。国外研究表明，增加LC（学习和应对）策略，可以提高患者运动训练和教育方面的康复依从性，但未能显著改善患者重返工作的能力。

（陈桂春）

参考文献

[1] 中国康复医学会心血管病专业委员会.中国心脏康复与二级预防指南（2018）[M]. 北京：北京大学医学出版社，2018:14−18.

[2]《中国心血管健康与疾病报告2019》编写组.《中国心血管健康与疾病报告2019》要点解读[J].中国心血管杂志,2020,25(5):401−410.

[3] 马晓璐.健康中国行动（2019—2030年）[J].标准生活,2019,648(8):36−43.

[4] 方圻，王钟林，宁田海，等.血脂异常防治建议[J].中华心血管病杂志，1997,25(3)：169−172.

[5] LYNGGAARD V,NIELSEN C V,ZWISLER A D,et al.The patient education−Learning and Coping Strategies−improves adherence in cardiac rehabilitation(LC−REHAB):A randomised controlled trial[J].International journal of cardiology,2017,236:65−70.

[6] LAIER B B,VINTHER N C,MALMOSE S C,et al.Effect of the patient education−Learning and Coping strategies−in cardiac rehabilitation on return to work at one year:a randomised controlled trial show (LC−REHAB)[J].Bmc Cardiovascular Disorders,2018, 18(1):101.

[7] 中国政府网.2016年我国居民健康素养监测结果发布[EB/OL].(2017−11−21)[2018−01−05].http://www.gov.cn/xinwen/2017/11/22content_5241572.htm.

[8] 中国政府网.中共中央国务院印发《"健康中国2030"规划纲要》[EB/OL].(2016−10−25)[2018−01−07].http://www.gov.cn/zhengce/2016−10/25content_5124174.htm.

附录1 匹兹堡睡眠质量指数（PSQI）量表

下面一些问题是关于您最近 1 个月的睡眠状况，请选择或填写与您近 1 个月实际情况最符合的答案。请回答下列问题。

1. 近 1 个月，晚上上床睡觉通常是 ___ 点钟。			
2. 近 1 个月，从上床到入睡通常需要 ____ min。			
3. 近 1 个月，早上起床时间通常是 ____ 点钟。			
4. 近 1 个月，每晚实际睡眠时间是 ____ h(不等于卧床时间)。			
5. 近一个月，您有没有因下列情况而影响睡眠，请在相应的□中打 "√"。			
	0= 无	1= 不足 1 次 / 周	2=1~2 次 / 周	3=3 次及以上 / 周
a. 入睡困难 (30min 内不能入睡)	□	□	□	□
b. 夜间易醒或早醒	□	□	□	□
c. 夜间去厕所	□	□	□	□
d. 呼吸不畅	□	□	□	□
e. 大声咳嗽或鼾声高	□	□	□	□
f. 感觉冷	□	□	□	□
g. 感觉热	□	□	□	□

续表

h. 做噩梦	☐	☐	☐	☐
i. 疼痛不适	☐	☐	☐	☐
j. 其他影响睡眠的事情（请写明）_____	☐	☐	☐	☐
6. 近 1 个月您的睡眠质量如何？ ①很好　②较好　③较差　④很差				
7. 近 1 个月您是否经常使用催眠药物才能入睡？ ①无　②不足 1 次 / 周　③ 1~2 次 / 周　④ 3 次及以上 / 周				
8. 近 1 个月您是否常感到困倦？ ①无　②不足 1 次 / 周　③ 1~2 次 / 周　④ 3 次及以上 / 周				
9. 近 1 个月您做事是否觉得精力不足？ ①无　②偶尔有　③有时有　④经常有				

睡眠质量得分（　　），入睡时间得分（　　），睡眠时间得分（　　），睡眠效率得分（　　），睡眠障碍得分（　　），催眠药物得分（　　），日间功能障碍得分（　　），PSQI 总分（　　）。

　　匹兹堡睡眠质量指数使用和统计方法：PSQI 用于评定被试者最近 1 个月的睡眠质量，由 19 个自评条目和 5 个他评条目构成，其中第 19 个自评条目和 5 个他评条目不参与计分，在此仅介绍参与计分的 18 个自评条目。18 个条目由 7 个成分组成，每个成分按 0~3 等级计分，累积各成分得分为 PSQI 总分，总分范围为 0~21 分，得分越高，表示睡眠质量越差。被试者完成试卷需要 5~10min。

各成分含义及计分方法如下：

（1）睡眠质量得分：根据条目 6 的回答计分，很好计 0 分，较好计 1 分，较差计 2 分，很差计 3 分。

（2）入睡时间得分：①条目 2 的计分为 ≤ 15 分计 0 分，16~30 分计 1 分，31~60 分计 2 分，≥ 60 分计 3 分。②条目 5a 的计分为无计 0 分，< 1 次 / 周计 1 分，1~2 次 / 周计 2 分，≥ 3 次 / 周计 3 分。③累加条目 2 和 5a 的计分，若累加分为 0 计 0 分，1~2 计 1 分，3~4 计 2 分，5~6 计 3 分。

（3）睡眠时间得分：根据条目 4 的应答计分，> 7h 计 0 分，6~7h 计 1 分，5~6h 计 2 分，< 5h 计 3 分。

（4）睡眠效率得分：①床上时间 = 条目 3（起床时间）– 条目 1（上床时间）。②睡眠效率 = 条目 4（睡眠时间）/ 床上时间 ×100%。③睡眠效率计分位，睡眠效率 > 85% 计 0 分，75%~84% 计 1 分，65%~74% 计 2 分，< 65% 计 3 分。

（5）睡眠障碍得分：根据条目 5b 至 5j 计分，无计 0 分，< 1 次 / 周计 1 分，1~2 次 / 周计 2 分，≥ 3 次 / 周计 3 分。累加条目 5b 至 5j 的计分，若累加分为 0 则计 0 分，1~9 计 1 分，10~18 计 2 分，19~27 计 3 分。

（6）催眠药物得分：根据条目 7 的应答计分，无计 0 分，< 1 次 / 周计 1 分，1~2 次 / 周计 2 分，≥ 3 次 / 周计 3 分。

（7）日间功能障碍得分：①根据条目 8 的应答计分，无计 0 分，< 1 次 / 周计 1 分，1~2 次 / 周计 2 分，≥ 3 次 / 周计 3 分。②根据条目 9 的应答计分，无计 0 分，偶尔有计 1 分，有时有计 2 分，经常有计 3 分。③累加条目 8 和 9 的得分，若累加分为 0 则计 0 分，1~2 计 1 分，3~4 计 2 分，5~6 计 3 分。

PSQI 总分 = 睡眠质量得分 + 入睡时间得分 + 睡眠时间得分 + 睡眠效率得分 + 睡眠障碍得分 + 催眠药物得分 + 日间功能障碍得分。

评价等级：0~5 分为睡眠质量很好；6~10 分为睡眠质量还行；11~15 分为睡眠质量一般；16~21 分为睡眠质量很差。

参考文献

[1] BUYSSE D J, III C, MONK T H , et al. The Pittsburgh Sleep Quality Index: a new instrument for psychiatric practice and research.[J]. Psychiatry Research, 1989, 28(2):193-213.

附录2 躯体化症状自评量表

在您发病过程中，可能存在下列各种症状，如果医生能确切了解您的这些症状，就能给您更多的帮助，对治疗有积极影响。请阅读并回答以下每一项栏目，根据情况，选择栏目中相关症状程度最严重的分值。

◆ 没有：生病以来没有下列症状。

◆ 轻度：生病以来有下列症状，但对生活和工作影响很小。

◆ 中度：生病以来有下列症状，明显影响日常生活和工作。

◆ 重度：生病以来有下列症状，严重影响日常生活和工作。

发病时存在的症状（在相应的症状上打√）	没有	轻度	中度	重度
头晕、头胀、头重、头痛、眩晕、晕厥或脑鸣	1	2	3	4
睡眠问题（入睡困难、多梦、噩梦、易惊醒、早醒、失眠或睡眠过多）	1	2	3	4
易疲劳乏力、精力减退	1	2	3	4
兴趣减退、情绪不佳、怕烦	1	2	3	4
心血管症状（心慌、胸闷、胸痛、气短）	1	2	3	4
易着急紧张、担忧害怕，甚至惊恐、濒死感	1	2	3	4
习惯操心、多思多虑，且易产生消极想法	1	2	3	4
不易集中精神、注意力下降或记忆力减退	1	2	3	4

续表

发病时存在的症状（在相应的症状上打√）	没有	轻度	中度	重度
胃肠症状（腹胀、腹痛、嗳气、食欲差、便秘、便多、口苦、口干、恶心、消瘦）	1	2	3	4
肌肉酸痛（颈部、肩部、腰部、背部、腿部等）	1	2	3	4
易悲伤或伤心哭泣	1	2	3	4
手脚关节或身体某部位麻木、僵硬、抽搐、颤抖、怕冷	1	2	3	4
视物模糊、眼睛干涩、短期内视力下降	1	2	3	4
易激动烦躁、对声音过敏、易受惊吓	1	2	3	4
强迫感（强迫思维、强迫行为）	1	2	3	4
皮肤过敏、斑疹、瘙痒，或潮红、潮热、多汗	1	2	3	4
常关注健康问题、担心自己及家人生病	1	2	3	4
呼吸困难、易憋闷、喜大叹气、咳嗽或胁肋痛	1	2	3	4
咽部不适、喉咙阻塞感、鼻塞或耳鸣	1	2	3	4
易尿频、尿急、尿痛或会阴部不适	1	2	3	4

注：总分≤29分为基本正常；30~39分为轻度异常；40~59分为中度异常；≥60分为重度异常。

参考文献

[1] 庄琦, 毛家亮, 李春波, 等. 躯体化症状自评量表的初步编制及信度和效度研究 [J]. 中华行为医学与脑科学杂志, 2010, 019(009):847-849.

附录3 综合医院焦虑抑郁量表（HAD）

请您根据近1个月的感受回答下列问题。

综合医院焦虑情绪测定题（　）分

1. 感到紧张或痛苦。（3→0分）

　A. 几乎所有时候　B. 大多数时候　C. 有时　D. 根本没有

2. 感到有点害怕，好像预感到有什么可怕的事情要发生。（3→0分）

　A. 非常肯定和十分严重　　　B. 是的，但并不严重

　C. 有一点，但并不是我苦恼　　D. 根本没有

3. 心中充满烦恼。（3→0分）

　A. 大多数时间　　　　B. 常常如此

　C. 时时，但并不经常　D. 偶尔如此

4. 能够安闲而轻松地坐着。（0→3分）

　A. 肯定　　　B. 经常　　C. 并不经常　　D. 根本没有

5. 感到一种令人发抖的恐惧。（0→3分）

　A. 根本没有　B. 有时　　C. 很经常　　D. 非常经常

6. 有点坐立不安，好像感到非要活动不可。（3→0分）

　A. 确定非常多　B. 是不少　C. 并不很多　D. 根本没有

7. 突然有恐慌感。（3→0分）

　A. 确实很经常　B. 时常　　C. 并非经常　D. 根本没有

综合医院抑郁情绪测定题（　）分

1. 对以往感兴趣的事情还是有兴趣。（0→3分）

　A. 肯定一样　　　　B. 不像以前那样多

C. 只有一点儿　　　　　　D. 基本上没有了

2. 能够哈哈大笑，并看到事物有趣的一面。（0→3分）

　　A. 我经常这样　　　　　　B. 现在已经不大一样了

　　C. 现在肯定是不太多了　　D. 根本没有

3. 感到愉快。（3→0分）

　　A. 根本没有　　　B. 并不经常　　C. 有时　　　D. 大多数时间

4. 好像感到人变迟钝了。（3→0分）

　　A. 几乎所有时间　　B. 经常　　　C. 有时　　　D. 根本没有

5. 对自己的外表（打扮自己）失去兴趣。（3→0分）

　　A. 肯定　　　　　B. 经常　　　　C. 并不经常　　D. 根本没有

6. 怀着愉快的心情憧憬未来。（0→3分）

　　A. 差不多是这样做的　　　　B. 并不经常是这样做的

　　C. 很少这样做　　　　　　　D. 几乎从来不这样做

7. 能欣赏一本好书或一段好的广播或电视节目。（0→3分）

　　A. 常常　　　　　　B. 有时　　　　C. 并非经常　　D. 根本没有

注：总分0~7分代表正常；8~10分代表轻度抑郁或焦虑；11~14分代表中度抑郁或焦虑；15~21分代表严重抑郁或焦虑。

参考文献

[1] ZIGMOND A S ,SNAITH R P.The hospital anxiety and depression scale.[J]. Acta Psychiatrica Scandinavica, 1983, 67(6):361.

附录 4　健康问卷 9 项（PHQ-9）

在过去的 2 周内，您是否有过以下 9 种问题困扰，请选择并在相应的位置打上"√"。

编号	项目	0= 从来没有	1= 偶尔几天有	2= 经常有（过去 2 周里，超过 1 周有）	3= 几乎每天有
1	做事缺乏兴趣				
2	感到沮丧、失落、绝望				
3	睡眠不好，睡眠不深或睡眠不足				
4	感觉疲惫				
5	食欲不好，或者暴饮暴食				
6	感觉自己失败，或感觉给自己或者家庭带来失败				
7	阅读或者看电视时不能集中注意力				

续表

编号	项目	0= 从来没有	1= 偶尔几天有	2= 经常有（过去 2 周里，超过 1 周有）	3= 几乎每天有
8	他人可以察觉到你说话或者移动速度变慢了，或者跟往常比因为烦躁不安而走动增多				
9	有自杀的念头或者想用某种方式伤害自己				

注：轻度患者 5~9 分；中度患者 10~19 分；重度患者 >20 分。

参考文献

[1] 中国康复医学会心血管病专业委员会.中国心脏康复与二级预防指南(2018 版)[M].北京：北京大学医学出版社，2018:76-77.

附录 5 广泛性焦虑量表 (GAD-7)

请您根据近 2 周内的感受回答下列问题。

1. 感觉紧张、焦虑或着急。

　　A. 完全不会　　　　　B. 几天

　　C. 一半以上的日子　　D. 几乎每天

2. 不能停止担忧或自我控制担忧。

　　A. 完全不会　　　　　B. 几天

　　C. 一半以上的日子　　D. 几乎每天

3. 对各种各样的事情担忧过多。

　　A. 完全不会　　　　　B. 几天

　　C. 一半以上的日子　　D. 几乎每天

4. 很难放松下来。

　　A. 完全不会　　　　　B. 几天

　　C. 一半以上的日子　　D. 几乎每天

5. 由于不安而无法静坐。

　　A. 完全不会　　　　　B. 几天

　　C. 一半以上的日子　　D. 几乎每天

6. 变得容易烦恼或急躁。

　　A. 完全不会　　　　　B. 几天

　　C. 一半以上的日子　　D. 几乎每天

7. 感到似乎将有可怕的事情发生而害怕。

　　A. 完全不会　　　　　B. 几天

C. 一半以上的日子　　D. 几乎每天

注：完全不会计 0 分，几天计 1 分，一半以上的日子计 2 分，几乎每天计 3 分。总分 0~4 分代表没有焦虑症，总分 5~9 分代表可能有轻度焦虑症，总分 10~14 分代表可能有中度焦虑症，总分 15~19 分代表可能有重度焦虑症，总分 > 20 分代表可能有极度焦虑症。

参考文献

[1] SPITZER R L，KROENKE K，WILLIAMS J，et al. A brief measure for assessing generalized anxiety disorder: the GAD-7.[J]. Archives of Internal Medicine, 2006, 166(10):1092-1097.

附录 6　尼古丁依赖程度评估量表

1. 晨起后多长时间吸第一支烟?

　　A. > 60min　　　　（0分）

　　B. 31~60min　　　（1分）

　　C. 6~30min　　　 （2分）

　　D. ≤ 5min　　　　（3分）

2. 在禁烟场所是否很难控制吸烟需求?

　　A. 否　　　　　　（0分）

　　B. 是　　　　　　（1分）

3. 哪一支烟最不愿放弃?

　　A. 其他时间　　　（0分）

　　B. 晨起第一支　　（1分）

4. 每天吸多少支?

　　A. ≤ 10 支　　　 （0分）

　　B. 11~20 支　　　（1分）

　　C. 21~30 支　　　（2分）

　　D. > 30 支　　　 （3分）

5. 晨起第一个小时是否比其他时间吸烟多?

　　A. 否　　　　　　（0分）

　　B. 是　　　　　　（1分）

6. 卧病在床时仍吸烟吗?

A. 否　　　　　　　（ 0 分 ）

B. 是　　　　　　　（ 1 分 ）

得分说明：总分 0~3 分为轻度依赖，总分 4~6 分为中度依赖，总分 ≥ 7 分为高度依赖。

参考文献

[1] FAGERSTROM K O , SCHNEIDER N G . Measuring nicotine dependence: A review of the Fagerstrom Tolerance Questionnaire[J]. Journal of Behavioral Medicine, 1989, 12(2):159−182.

附录7　脂肪餐评估表

1. 您近 1 周吃肉是否 < 75g/d ?

　A. 是　　　　　　（0 分）

　B. 否　　　　　　（1 分）

2. 您近 1 周吃肉种类?

　A. 瘦肉　　　　　（0 分）

　B. 肥瘦肉　　　　（1 分）

　C. 肥肉　　　　　（2 分）

　D. 内脏　　　　　（3 分）

3. 您近 1 周吃蛋数量?

　A. 0~3 个 / 周　　（1 分）

　B. 4~7 个 / 周　　（2 分）

　C. 7 个以上 / 周　（3 分）

4. 您近 1 周吃煎炸食品数量（油饼、油条炸糕等）?

　A. 未吃　　　　　（0 分）

　B. 1~4 次 / 周　　（1 分）

　C. 5~7 次 / 周　　（2 分）

　D. 7 次及以上 / 周　（3 分）

5. 您近 1 周吃奶油糕点的次数?

　A. 未吃　　　　　（0 分）

　B. 1~4 次 / 周　　（1 分）

　C. 5~7 次 / 周　　（2 分）

得分说明：总分＜ 3 分为合格，总分 3~5 分为轻度膳食不良，总分＞ 6 分为严重膳食不良。

注：本表引自中国心肺预防与康复注册平台 /http://www.cacpr.cn。

附录 8 Brathel 指数评定标准

日常活动项目	独立	部分独立	较大依赖 / 完全依赖
1. 进食	10	5	0
2. 洗澡	5	0	0
3. 修饰（洗脸、梳头、刷牙、刮脸）	5	0	0
4. 穿衣（包括系鞋带）	10	5	0
5. 控制大便	10	5（偶失禁）	0（失禁）
6. 控制小便	10	5（偶失禁）	0（失禁）
7. 用厕（包括拭净、整理衣裤、冲水）	10	5	0
8. 床椅转移	15	10	5
9. 行走（平地行走 45m）	15	10	5
10. 上下楼梯	10	5	0

参考文献

[1] 中国康复医学会心血管病专业委员会.中国心脏康复与二级预防指南(2018版)[M]. 北京:北京大学医学出版社,2018:46-47.

附录 9　格拉斯哥昏迷评分量表（GCS）

项　目	状态	分数
睁眼反应（E）	自发性睁眼反应	4
	声音刺激有睁眼反应	3
	疼痛刺激有睁眼反应	2
	任何刺激均无睁眼反应	1
语言反应（V）	对人物、时间、地点等定向问题清楚	5
	对话混淆不清，不能准确回答有关人物、时间、地点等定向问题	4
	言语不当，但字意可辨	3
	言语模糊不清，字意难辨	2
	任何刺激均无言语反应	1
运动反应（M）	可按指令动作	6
	能确定疼痛部位	5
	对疼痛刺激有肢体退缩反应	4
	疼痛刺激时肢体过屈（去皮质强直）	3
	疼痛刺激时肢体过伸（去大脑强直）	2
	疼痛刺激时无反应	1

参考文献

[1] STEVENS R D,BHARDWAJ A . Approach to the comatose patient[J]. Critical Care Medicine, 2006, 34(1):31.

附录10 Richmond 躁动镇静评分量表（RASS）

评分	程度	描述
+4	有攻击性	有暴力行为
+3	非常躁动	试着拔除呼吸管、胃管或静脉滴注
+2	躁动焦虑	身体剧烈移动，无法配合呼吸机
+1	不安焦虑	焦虑紧张但身体只有轻微的移动
0	清醒平静	清醒自然状态
−1	昏昏欲睡	没有完全清醒，但可保持清醒超过 10s
−2	轻度镇静	无法维持清醒超过 10s
−3	中度镇静	对声音有反应
−4	重度镇静	对身体刺激有反应
−5	昏迷	对声音及身体几乎无反应

参考文献

[1] JULIANA B , FRASER G L , KATHLEEN P , et al. Clinical practice guidelines for the management of pain, agitation, and delirium in adult patients in the intensive care unit: Executive summary[J]. American Journal of Health−System Pharmacy, 2013(1):1.

附录 11 ICU 意识模糊评估（CAM-ICU）量表

临床特征	评价指标
1. 精神状态突然改变或起伏不定	患者是否出现精神状态的突然改变？ 过去 24h 是否有反常行为？如：时有时无或者时而加重时而减轻？ 过去 24h 镇静评分或昏迷评分是否有波动
2. 注意力散漫	患者是否有注意力集中困难？ 患者是否有保持或转移注意力的能力下降？ 患者注意力筛查（ASE）得分多少？（如：ASE 的视觉测试是对 10 个画面的回忆准确度；ASE 的听觉测试是患者在一连串随机字母读音中出现"A"时点头或捏手示意）
3. 思维无序	若患者已经脱机拔管，需要判断其是否存在思维无序或不连贯，常表现为对话散漫离题、思维逻辑不清或主题变化无常。患者在带呼吸机的状态下，检查其能否正确回答以下问题：①石头会浮在水面上吗？②海里有鱼吗？③一磅比两磅重吗？④你能用锤子砸烂一颗钉子吗？ 在整个评估过程中，患者能否跟得上回答问题和执行指令？①你是否有一些不太清楚的想法？②举这几个手指头（检查者在患者面前举两个手指头）。③现在换只手做同样的动作（检查者不用再重复动作）

续表

临床特征	评价指标
4. 意识程度变化（指清醒以外的任何意识状态，如警醒、嗜睡、木僵或昏迷）	清醒：正常、自主的感知周围环境，反应适度。 警醒：过于兴奋。 嗜睡：瞌睡但易于唤醒，对某些事物没有意识，不能自主、适当地交谈，给予轻微刺激就能完全觉醒并应答适当。 昏睡：难以唤醒，对外界部分或完全无感知，对交谈无自主、适当应答。当予以强烈刺激时，有不完全清醒和不适当的应答，强刺激一旦停止，又重新进入无反应状态。 昏迷：不可唤醒，对外界完全无意识，给予强烈刺激也无法进行交流

注：若患者有临床特征 1 和 2，或者特征 3，或者特征 4，就可诊断为谵妄。

参考文献

[1] ELY E W，INOUYE S K，BERNARD G R，et al. Delirium in Mechanically Ventilated PatientsValidity and Reliability of the Confusion Assessment Method for the Intensive Care Unit (CAM-ICU)[J]. JAMA the Journal of the American Medical Association, 2001, 286(21):2703-2710.

附录 12　**MMT** 评估表

分级	名称	评定标准
0	零	未触及肌肉收缩
1	微	可触及肌肉收缩，但不能引起关节收缩
2	差	解除重力影响，能完成全关节活动范围的运动
3	好	能抗重力完成全关节活动范围的运动，但不能抗阻
4	良	能抗重力及轻度阻力，完成全关节活动范围的运动
5	正常	能抗重力及最大阻力，完成全关节活动范围的运动

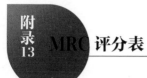

MRC 评分表

评分 \ 功能评估内容	上肢（屈腕、屈肘、肩外展）及下肢（踝背屈、伸膝、屈髋）功能表现
0	无可见肌肉收缩
1	可见肌肉收缩，但无肢体运动
2	主动运动，但不能对抗重力
3	可抗重力主动运动
4	可抗重力和阻力主动运动
5	可抗最大阻力主动运动

参考文献

[1] 恽晓平 . 康复疗法评定学（第二版）[M]. 北京：华夏出版社 , 2005：104-105.

附录 14 急性心肌梗死临床路径物理治疗报告

住院号：_____姓名：_____病区：_____床号：_____

评估日期：_____

年龄_____　　性别_____　　发病日期：_____

Killip 分级（Ⅰ，Ⅱ，Ⅲ，Ⅳ）_____　　急性心肌梗死部位_____

心肌肌酶（CK/CK-MB）最高值_____出现时间_____肌钙蛋白 I _____

心导管（日期：　　）_____LVEF _____

PhysioFlow+PLR_____

危险因子：□抽烟____年 ___/天 □高血压 □糖尿病 □肥胖 □家族史 □不活动
　　　　　□高血脂 TG_____　胆固醇_____　HLD_____　LDL_____
　　　　　□心理_____

既往史：□ PTCA □稳定型心绞痛____年 □陈旧性心肌梗死____年 □其他

CCU 时间：__月__日至__月__日 普通病房时间：__月__日至__月__日

本次病史 _____

_____

物理治疗评估：

1. 主诉：_____

2. 客观评估：观察：_____

　　　　　关节活动度和肌力：_____

　　　　　活动功能：_____

3. 综合评估：心肌梗死功能限制：□重度 □中度 □轻度

　　　　　运动训练之危险性：□高危，需专业人士指导及心电监测

　　　　　　　　□中危，需专业人士指导及心电监测

　　　　　　　　□低危

　　　　　疾病知识和健康行为评量：□欠缺，需完整指导 □需加强 □优良

4. 治疗

日期	治疗前		治疗后		变异原因	治疗项目
	HR　　SpO$_2$ BP　　RPE		HR　　SpO$_2$ BP　　RPE			
	HR　　SpO$_2$ BP　　RPE		HR　　SpO$_2$ BP　　RPE			
	HR　　SpO$_2$ BP　　RPE		HR　　SpO$_2$ BP　　RPE			
	HR　　SpO$_2$ BP　　RPE		HR　　SpO$_2$ BP　　RPE			

变异原因：A. 患者不稳定，非物理治疗适应证　B. 患者拒绝治疗　C. 患者身体不适
D. 两次探访患者不在病房　E. 其他

5. 出院前评估（CPET/6MWT/6MWT+PhysioFlow）

□建议出院后21d至心肺康复中心安排心肺运动试验及训练计划

物理治疗师：＿＿＿＿＿＿

附录 15 Ⅰ期康复治疗项目

1–1 床上 ADL、呼吸训练；

1–2 抬高床头 45 度，5min；

1–3 被动关节活动；

1–4 翻身、踝泵。

2–1 主动关节活动；

2–2 床沿坐起；

2–3 坐床边，两脚下垂摆动 10min；

2–4 坐椅子 15~30min。

3–1 床边站立；

3–2 站立位柔韧操，2~5min/ 次；

3–3 以每分钟 40 步的速度在室内步行 5~10min（以不喘不累为原则）。

4–1 床上主动加轻度阻力肢体关节活动 5 次；

4–2 坐位，手臂环绕活动 10 次；

4–3 以每分钟 60 步的速度在室内步行 5~10min（以不喘不累为原则）。

5–1 站立位侧弯腰 10 次；

5–2 手叉腰膝盖半弯曲 10 次；

5–3 以每分钟 80 步的速度在室内步行 5~10min（以不喘不累为原则）。

6-1 站立，踮脚尖 10 次；

6-2 以每分钟 100 步的速度在室内步行 5~10min（以不喘不累为原则）。

7-1 上、下一层楼；

7-2 卫教运动计划及注意事项，出院前做 6MWT，并指导定期至心肺康复中心随访。

注：1-1 代表第 1 阶段的第 1 项内容，其余类推。